心之所向

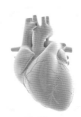

主编 刘 健

北京大学医学出版社

XINZHISUOXIANG

图书在版编目（CIP）数据

心之所向 / 刘健主编 . —北京：北京大学医学出版社，2022.12
（2024.6 重印）

ISBN 978-7-5659-2666-2

Ⅰ. ①健… Ⅱ. ①刘… Ⅲ. ①冠心病－防治 Ⅳ. ① R541

中国版本图书馆 CIP 数据核字（2022）第 115759 号

心之所向

主　　编：刘　健
出版发行：北京大学医学出版社
地　　址：（100191）北京市海淀区学院路 38 号　北京大学医学部院内
电　　话：发行部 010-82802230；图书邮购 010-82802495
网　　址：http://www.pumpress.com.cn
E - m a i l：booksale@bjmu.edu.cn
印　　刷：北京金康利印刷有限公司
经　　销：新华书店
责任编辑：高　瑾　　责任校对：靳新强　　责任印制：李　啸
开　　本：880 mm×1230 mm　1/32　印张：6.625　字数：158 千字
版　　次：2022 年 12 月第 1 版　2024 年 6 月第 2 次印刷
书　　号：ISBN 978-7-5659-2666-2
定　　价：46.00 元

编者名单

主编　刘　健

编者　王　岚　吴寸草　范桄溥　刘　悦
　　　　聂小燕　谭素贞　聂文畅　郭　萌
　　　　林海淼

前　言

日前刚刚发布的《中国心血管健康和疾病报告 2021》再次指出，心血管疾病死亡是我国居民总死亡的首位原因，而且，我国心血管疾病患病人数多达 3.3 亿。冠心病是心血管疾病中常见的一种，无论是其患者数量、致死人数，还是"后备军"数量，我国都位列全球之最。

因此，认识冠心病、了解冠心病、辨别冠心病和治疗冠心病，对于未病人群和已病患者，以及患者家属来说，都是非常重要的，也是非常必要的。

本书挑选出读者日常生活中最关注、最感兴趣的内容，并结合了我的一线临床工作经验整理成章。其中，涵盖了冠心病的预防措施，努力减少发病风险；发病原因和主要症状，便于公众进行的自我筛查；检查手段和治疗方法，使公众对基本的治疗过程有初步了解，消除心中的疑惑；以及康复训练，帮助患者恢复功能、提高生活质量。

《"健康中国 2030"规划纲要》提出：每个人是自己健康的第一责任人。只有了解自己的状况，了解了疾病，才能建立战胜疾病的信心，虽然我国心血管疾病患者众多，但是，心血管疾病是可防、可治的，我们从冠心病开始，了解心血管疾病，向它发起总攻，冠心病发病率降低的拐点到来，指日可待！

2022 年，恰逢北大医学办学 110 周年，谨以此书的出版表达对学校的崇高敬意，同时，感恩耄耋之年的母亲对此书文稿的逐字逐句的审阅，您的治学精神永远是吾辈之灯塔！感谢"健哥说心脏"团队四年来的辛苦付出，坚守我们的初心，功不唐捐，日积跬步，行稳致远！

2022 年 9 月 2 日于北京

目 录

第一章　冠心病其病

第二章　进攻冠心病

第三章　防守冠心病

第一节　未病先防　　　　　　　　　　　　　**124**

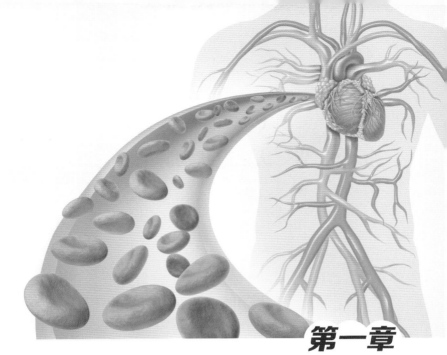

第一章
冠心病其病

第一节 认识冠状动脉

冠状动脉——心脏上的王冠

大家好，我是冠状动脉，你也许没听说过我，但你一定听说过冠心病，这里的"冠"，说的就是我。不是我吹牛，心脏离开我可不行，我可是专门负责给心脏供血的动脉。

什么？你问为啥我和冠状病毒同一个"姓"？你可别误会，我和这个家伙可没有关系，都叫"冠状"只是因为我们的外形凑巧都像王冠罢了。心脏就像一个尖儿朝下的桃子，而我，就盘踞在桃子的顶部，几乎绕心脏一周，就好像心脏的一顶王冠，所以大家才叫我冠状动脉。

但是呢，我可不是只绕心脏一圈，我和大树一样有好多枝杈，每个枝杈又分出好多分支。你知道人体最粗大的血管吗？我告诉你哦，是主动脉。我就是从主动脉分出来的。心脏有左心室、左心房、右心室、右心房四个腔。所以我从主动脉左右两边伸出了两支手臂，左手去左心，右手去右心，也就是左冠状动脉和右冠状动脉。不过我的左右手可不像你们的，长得几乎一模一样，我的左手主干超级短，只有大概 5 ～ 10 mm，然后很快就分出了两个枝杈，一个枝杈沿着心脏前面向下，所以叫做前降支，而另一个枝杈就旋转着绕到了心脏左面，所以叫做左回旋支。前降支、左回旋支、右冠状动脉就是我最主要的枝杈了，然后它们又不断分出一个个小分支，有的去心脏表面，有的穿入心肌，这样我就能把我的手臂伸到心肌的各个角落了。就像大树的根须扎在土壤中一样，不同的是，大树的根须是从土壤中汲取营养，我却是通过不断分支的手臂把血液运输到各个部位的心肌细胞，给它们带去营养。

就像世上没有两片相同的树叶，我在不同人的身体中也不是长得一模一样的，我有好多好多的同胞兄弟。嗯，怎么说呢？就像你们有右利手和左利手，有的人习惯用右手干更多的活，有的人习惯用左手干更多的活，我们也一样。有的人右冠状动脉负责供血的心肌细胞更多，有的人左冠状动脉负责供血的心肌细胞更多。医学上一般采用 Schlesinger 分型原则，将中国人中的我的同胞兄弟们分为三型：①右优势型；②均衡型；③左优势型。我们的分支在心脏的前面长得还是差不多的，但到了心脏的下后面就不太一样了。右优势型就像右撇子，巧合的是，我们也是"右撇子"更多见呢，占到了65.7%，这时候，我就会把右手的分支伸得更远，跑到左心室的下面，这样右手除了供应右心的血液，还会给左心提供一部分血液。相应的，左优势型就像是左撇子了，左手干的活更多，除了负责给左心供血，还给右心提供一些血液，我们一般不太喜欢左手多干活，所以只有5.6%的人是"左撇子"。除了"右撇子"和"左撇子"，还有28.7%不偏不倚，左右手互不相让，谁也不想多干活，所以就左手（左冠状动脉）给左心供血，右手（右冠状动脉）给右心供血了[1]。

现在你知道了我的长相，那聪明的你肯定猜到了我的作用吧，没错，就是为心肌供血。就像鱼儿离不开水一样，心

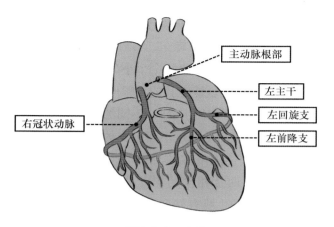

冠状动脉示意图

肌细胞活动所需的所有能量都来自于血液，我就负责把血液供给心肌细胞。与其他器官相似，有动脉自然就有静脉，心脏的血管系统除了我，还有我的妹妹——冠状静脉，我们俩共同构成了冠脉循环。我从主动脉出发，携带着含氧量高的动脉血一路奔跑，沿着我的分支网络把动脉血运输到各个心肌细胞，心肌细胞就能从中汲取需要的氧气和营养物质。有了氧气和营养物质，心肌细胞就有收缩舒张的能量来源。除了汲取氧气和营养，心肌细胞也是会产生代谢废物的，这些代谢废物会排到血液里，我的妹妹冠状静脉就负责运输这些含氧量低且含有代谢废物的血液，她带着这些静脉血回流到右心房，如此周而复始。这样我和我的妹妹一起，就可以保证心脏有足够的营养。

但是，我也是容易生病的，就像你们一着凉就容易感冒似的。我最讨厌高血压、高脂血症、糖尿病、吸烟、肥胖、"压力山大"这些家伙了，他们会让我受伤。正常情况下，我的管壁有三层结构，即外膜、中膜和内膜，这三层结构各司其职共同协作才能保证血液在血管中顺畅地流动。但是一遇到上面所说的这些家伙，我的血管内膜就会特别容易受伤，而血液中血脂等成分就会增多，它们还会专门找准我内膜受伤的地方乘虚而入，这些血脂成分会不断沉积到血管内膜之中。人体为了把这些异物清除掉，就会发出信号召唤炎症细胞。炎症细胞被吸引过来后会和沉积在血管内膜中的物质发生反应，慢慢地这些讨厌的反应产物就会在我的内膜上长成一个鼓向管腔的包，鼓包里有很多黏稠得像粥一样的物质。这个呢，就是医生们常说的斑块，这个斑块形成之后，我就会变得越来越窄，管壁弹性也会越来越差而使我变硬，也就是出现了所谓的冠状动脉粥样硬化[2]。我要是得了这个病，就不能给心肌供应足够的血液了，心肌就会缺血，然后你们就会患上冠心病了。

 健哥小结

- 冠状动脉分布在心脏顶部几乎环绕心脏一周，因恰似一顶王冠戴在心脏上而得名。
- 主动脉分出左右冠状动脉，左冠状动脉很快分为前降支和左旋支，这些血管不断发出分支到心脏的各个部位，就像大树的根须。
- 冠状动脉的作用就是为心脏供血，提供心肌细胞所需的营养。
- 冠状动脉内膜受损，血液中过多的血脂在内膜沉积，形成动脉粥样硬化斑块，继而引发冠心病。

参考文献

[1]柏树令，应大君.系统解剖学.北京：人民卫生出版社，2013.
[2]步宏，李一雷.病理学.北京：人民卫生出版社，2018.

心肌如禾苗　坏死难重生

现在很多人通过健身锻炼肌肉，像手臂上的肱二头肌、肚子上的腹肌都是健身的重点部位，通过力量锻炼，肌肉纤维会产生细微的破坏，身体接收到信号之后，就会修复这个部位，并且使肌肉纤维更加粗大，这样肌肉就增长了。不过，我们身体里还有这样一组肌肉，它们一旦受损，不但不会健康地修复增大，还可能会引发生命危险。这组肌肉，就是组成心脏的肌肉，简称心肌。大家常听说的心肌梗死，说的就是这个心肌，发生心肌梗死，指的就是心肌细胞坏死了，那心肌细胞为什么会坏死呢？

再生≠重生

稻田里的禾苗，无时无刻都需要水分灌注，而心肌细胞，就像生长在心脏的"禾苗"，而它所需要的灌注，是由心脏冠状动脉输送过来的血液。如果冠状动脉出现粥样硬化斑块导致血管狭窄甚至闭塞，输送过来的血液就会减少甚至断流，那心肌细胞就会像缺水的禾苗一样死去。

你可能会说，缺水的禾苗赶紧浇水就能活过来，心肌细胞也一样吗？是的，如果冠状动脉闭塞在20分钟以内，缺血的心肌得到再次供血是可以修复的；但若冠状动脉闭塞20分钟以上，缺血的心肌细胞立即开始出现不可逆转的坏死。如果血管在闭塞 3 小时以内得到恢复，梗死的面积将减少 20%。如果延迟到 6 小时以后再恢复血流，梗死血管所负责区域的心肌细胞将永久性坏死[1]。

心肌细胞虽然坏死了，但其实心肌细胞有一定的再生能力，不过，坏死的心肌细胞会再生为纤维结缔组织，这种组织韧性很强，但不能收缩，也就不能"胜任"心肌的功能，这会严重影响心脏功能。换句话说，一旦心肌细胞坏死，那就是永久性损失，即便血运重建，也不可能复活，但我们仍然需要尽快恢复血流，目的是减少心肌细胞坏死的数量，避免心肌梗死面积扩大。因此，心血管内科有句名言——时间就是心肌，时间就是生命！

保护心肌　分秒必争

那么，是否可以采取措施保护心肌避免它坏死呢？答案当然是肯定的！其实，在日常生活中就应该养成保护心肌的良好习惯，比如，低盐饮食、规律运动、戒烟限酒、调适心情，这些健康的生活方式都会减少心血管患病的风险。如果已经患有高血压、糖尿病、血脂异常或者冠心病的患者，一定要遵照医嘱规律服药，定期监测相关指标，以了解病情，预防疾病进展。

万一出现胸痛、胸闷、大汗淋漓等症状，休息或者舌下含服硝酸甘油均不能缓解，持续 15 分钟以上，那么，很可能是发生了急性心肌梗死，这时一定要迅速拨打"120"寻求专业救治，千万不要自行前往医院。大家要记住，患者越早得到专业救治，就能挽救越多的心肌细胞和恢复心脏功能。

健哥小结

- 心肌不像肱二头肌、腹肌那样，通过锻炼、损伤、修复而增长，心肌损伤往往是不可逆的。
- 当供应心肌细胞的冠状动脉严重狭窄或者闭塞时间超过20分钟，心肌就出现坏死，并会影响心脏功能。
- 日常应该坚持健康的生活方式，如果持续出现胸痛、胸闷、大汗淋漓等症状超过15分钟，应该考虑急性心肌梗死，要马上拨打"120"寻求急救。

 参考文献

［1］Canty JM. Jr，Fallavollita JA. Pathophysiologic basis of hibernating myocardium. //Zaret BL，Beller GA. Clinical Nuclear Cardiology：State of the art and future directions. 4th ed. London：Mosby，2010：577.

第二节　认识冠心病

原来，埃及法老也有这个病！

我们认识了冠状动脉，但我们却不了解冠心病，所谓"知己知彼，百战不殆"，本篇就来聊聊冠心病是如何被发现的，对冠心病的认知是如何发展的，冠心病的治疗又将何去何从。

溯源

目前的医学研究认为，大多数冠心病是由于不良的生活习惯所导致，比如高盐高脂饮食、缺乏规律运动、吸烟、酗酒、生活压力过大等。这些生活习惯应该是现代文明的产物，可是，研究人员却在 3500 年前的埃及木乃伊中，发现了冠心病的证据，而且，就连法老梅伦帕（Pharaoh Merenptah）也未能幸免。

这些古老的埃及人又是怎么和不良的生活习惯关联起来的呢？研究人员推测，由于这些人位高权重，他们的饮食都是当时最好的食物，比如牛、鸭、鹅等，可能从这些饮食中摄入了过多的脂肪[1]。

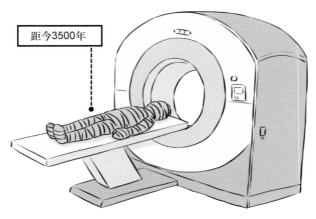

距今3500年

研究者为木乃伊做 CT 检查

这个研究很有趣，也许我们能从古老的木乃伊身上找到引发冠心病的另外一些因素。

认识

关于最早发现冠心病的人，很难具体指出是某一个人——热衷于解剖学的达·芬奇和发现血液循环的哈维医生对冠心病发病机制的发现也至关重要，而首先记载冠心病发病原因的是弗里德里希·霍夫曼教授，他在《药物发现：实践、过程和观点》一书中指出，冠心病始于冠状动脉内血液通过量的减少。随后，其他医生的进一步研究发现，冠状动脉缓慢变窄可能是导致心绞痛的原因。

进入 20 世纪后，人们对心脏病的兴趣和研究不断增加，发明了左心导管检查，也就是现在的冠状动脉造影检查的前身，使冠心病的确诊和评估有了具体的参考。

同时，也进行了很多关于冠心病发病因素的研究，其中包括 1948 年开始的弗莱明翰心脏研究，这是第一个帮助我们了解冠心病全貌的重大研究。这些研究结果告诉我们，改变饮食习惯，可以改善心脏健康。

对冠心病的治疗，一直以来都是医生们最为关注的，从 20 世纪 60 年代诞生的冠脉搭桥手术（冠状动脉旁路移植术），到 20 世纪 70 年代的经皮球囊血管成形术，还有 20 世纪 80 年代的支架手术，以及后来支架材质的多次变革，给那些病情严重的冠心病患者带来了生的希望。

健哥小结

- 时至今日，有关冠心病的研究还在不断进行，我们对冠心病有了更多的了解，在诊断、治疗和预防措施上有了更多的选择，冠心病患者的寿命和生活质量也在不断提升。

- 未来，冠心病的诊疗肯定会更加简便，可能通过血液检查就能预测你的冠心病风险，通过改变一些特定的生活习惯就能预防冠心病发作，通过服用药物就能控制冠心病进展。

- 虽然，冠心病的全貌还没有完全揭开，要彻底消除冠心病仍然道阻且长，但是，我们有战胜它的信心、决心和耐心！

参考文献

［1］University of California-Irvine. Heart disease found in Egyptian mummies. Science Daily，2009-11-17. www.sciencedaily.com/releases/2009/11/091117161017.htm

这次，击倒卡西利亚斯的并非足球

2019 年 5 月 1 日，前皇马队长、足坛"大满贯"球员之一、绰号"圣卡西"的著名守门员卡西利亚斯在训练场上突发急性心肌梗死，幸而送院及时，在进行心脏介入治疗后他的病情已得到了控制，但是，这次突发心肌梗死的伤害恐怕会终身伴随着他。

要知道，再过 11 天，是卡西利亚斯的 38 岁生日，这个年龄，本来不是急性心肌梗死的高发年龄，而近年来，职业运动员发生急性心肌梗死的事件屡屡见报。有研究发现，职业运动员经常需要做长时间、高强度的耐力运动，这可能会导致心脏结构的改变和损伤，而长期重复的心脏损伤可能会诱发心脏性猝死[1]。

卡西利亚斯突发心肌梗死告诉我们，心肌梗死不再是老年人的"专利"，即使你正值壮年，也可能是急性心肌梗死高发人群的一员，再不注意，可能就晚了。

那么，哪些人更需要警惕心肌梗死呢？

第一类，"三高人群"

饮食肥腻、缺乏运动等不良生活方式是现代人的通病，从而造成高血压、高脂血症、糖尿病、肥胖等人群增多，而这些疾病恰恰又是心肌梗死的加速器。研究发现，急性心肌梗死患者中近八成有饮食肥腻、缺乏运动的不良生活习惯[2]。

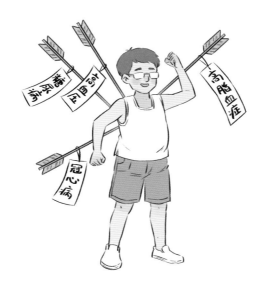

第二类，吸烟人群

中国是烟草大国，长期吸烟会引起动脉的硬化，导致血管狭窄，从而引发心肌梗死。研究发现，我国急性心肌梗死患者的吸烟率为54%。在55岁以下的急性心肌梗死患者中，近七成人曾经或者正在吸烟，其中60%患者在发病时仍在吸烟。

第三类，经常加班的人群

"工作996，生病ICU"不是没有道理的，高强度、连轴转的工作，没有规律的生活，容易导致冠状动脉痉挛，从而诱发心肌梗死。

第四类，压力过大的人群

生活节奏快，工作压力大，这些精神因素会引起身体的一系列反应，比如分泌大量肾上腺素，血管收缩，心跳加快，而这些反应会增加心肌梗死的风险。

如果您属于这四类高危人群，该如何预防心肌梗死呢？其实，这些人群中有大部分的危险因素是可以控制的，比如调整饮食，加强运动，控制"三高"，立刻戒烟，规律作息，调整心态，适当减压。

 健哥小结

- 心肌梗死不是老年人的"专利"，年轻人发病越来越多。
- 存在高血压、高脂血症、糖尿病、吸烟、经常加班、压力过大的人群，更容易发生急性心肌梗死。
- 保持健康的生活方式，是远离心肌梗死的有效措施。

 参考文献

［1］饶志坚，常芸，王世强，等．长期大强度耐力运动对心脏的不利影响．体育科学，2016，36（6）：46-55.
［2］高晓津，杨进刚，杨跃进，等．中国急性心肌梗死患者不同年龄组心血管危险因素分析．中华医学杂志，2016，96（40）：3251-3256.

5个"W"，揭秘急性冠脉综合征

冠心病，其实并不是一个疾病，而是一大类疾病的总称，这类疾病均由于冠状动脉出现粥样硬化斑块导致管腔狭窄以及继发病变。在这类疾病中，最应该警惕的，要数急性冠脉综合征（ACS），常说的心肌梗死、冠心病猝死等，都属于这一类型。

急性冠脉综合征，来得急，病得重，属于临床上的急症，因此，需要了解它，才能防患于未然。本篇就从5个"W"来一一揭秘急性冠脉综合征，包括：What（是什么），Who（谁造成的），Why（为什么这么急），Where（发生在哪里），When（什么时间容易发作）。

What——急性冠脉综合征是什么？

冠状动脉（冠脉）是给心脏供应血液的血管，如果把冠脉中源源不断供应的营养物质比作"粮食"，那么心脏中一个个拼命工作的心肌细胞就好比"工人"，他们合力把血液推向全身，维持有效的血液循环。

正常的时候，"工人"吃了足够的粮食，就能按质按量地完成工作，可是，若发生急性冠脉综合征，冠脉狭窄了，这时"工人"的粮食供应减少了，可工作却没有减少，有些"工人"就无法完成工作，甚至有少部分"工人"因无法生存而倒下（部分心肌坏死），这就是急性冠脉综合征中的不稳定型心绞痛（UA）和非ST段抬高型心肌梗死（NSTEMI）。如果情况进一步恶化，冠脉堵塞了，"工人"断粮了，一群"工人"倒下了（大片心肌坏死），这就是急性冠脉综合征中的ST段抬高型心肌梗死（STEMI）。

Who——谁造成了急性冠脉综合征？

究竟是谁"克扣"了"工人"的粮食？谁才是导致冠脉狭窄甚至完全闭塞的元凶？

医生们对此进行了深入研究才发现，元凶就是血管壁的脂质斑块。

人体的血液能在血管中顺畅地流动，有赖于动脉壁的3层膜结构，包括外膜、中膜和内膜，三层膜各司其职又紧密结合，其中哪层出现问题都会影响血液流动。

　　当患有高脂血症、高血压、糖尿病或者吸烟等，这些情况都会损坏血管内膜结构，同时也会使血液中的血脂增多，受损的内皮细胞不能阻止低密度脂蛋白渗入管壁，这些血脂还会在管壁内部不断搞破坏吸引聚集血脂和炎症细胞，形成"小米粥"样的斑块，外面包着一层由纤维蛋白构成的皮，宛如一个装着"小米粥"的大肚子"饺子"附着在冠状动脉的血管壁上。由于这个"饺子"的存在，血管就会变得狭窄甚至继发闭塞，也就埋下了急性冠脉综合征的隐患。

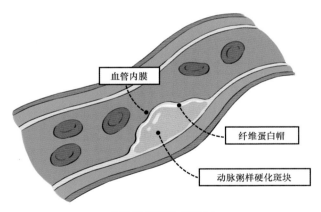

　　血管内膜

　　纤维蛋白帽

　　动脉粥样硬化斑块

动脉粥样硬化示意图

Why——急性冠脉综合征为什么这么"急"？

　　急性冠脉综合征之所以"急"，与斑块的性质有很大关系。

　　我们平时做饺子，有人擀的皮薄，有人擀的皮厚，有人包的馅多，有人包的馅少，冠脉里的"饺子"也一样。皮厚馅少的斑块称之为稳定型斑块，这种斑块导致的狭窄程度比较稳定，虽然减少了血流，但还能维持一定的供血，一般休息一下——让"工人"少干活，少吃粮食，或者含服硝酸甘油——扩大供应管道，使"工人"得到更多粮食，达到供需平衡，症状就能缓解。

若是斑块皮薄馅多，称为不稳定型斑块，这种斑块受到冲击后容易破裂，随后，血液中的血小板为了修复破裂就会在此聚集，大量的血小板聚集，就会形成血栓，完全阻断了此处的冠脉血流，这个过程非常迅速，这就是急性冠脉综合征"急"的由来。

Where——急性冠脉综合征发生在哪里？

急性冠脉综合征发生在冠脉，但其实冠脉也有很多分支，每一支都有其负责的供血区域。那如何知道急性冠脉综合征发生在哪一支冠脉呢？

首先，我们可以从心电图上找到蛛丝马迹。虽然在其他人眼里，心电图只是一些弯曲的线条，但在医生看来，每一组曲线都对应着心脏的一个区域。当患者发生急性心肌梗死，病变区域相应的心电图会有所改变，典型的心肌梗死心电图形很像弓背向上的"红旗飘飘"。

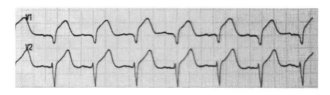

急性心肌梗死患者心电图部分导联典型表现

但要确定哪一支冠脉的哪一段发生闭塞，还需要冠脉造影来确定，冠脉造影可提供更加明确的血管和斑块情况，便于后续治疗。当然，如何判断和选择还需要根据专业的建议合理使用。

When——急性冠脉综合征什么时间容易发作?

只有了解急性冠脉综合征好发的"魔鬼时间"，才能进行针对性的预防。

冬季和清晨是急性冠脉综合征的两个好发时间段。冬季气温下降，会导致血管收缩，血压升高，心率加快；而清晨，人体从睡眠转醒，交感神经兴奋性增强，血液中各种激素浓度上升，生理代谢活动增强，达到一天内血压波动的高值。这些情况都会促使动脉粥样硬化斑块更为不稳定，"大肚饺子"更容易破裂。

日常生活中除了要控制好血压、血脂等相关发病因素外，冠心病患者一定要警惕上述两个时间段，做好预防，谨慎处理!

 健哥小结

- 最后来总结一下急性冠脉综合征的 5 个"W"：
  What——急性冠脉综合征是由于冠脉狭窄或者闭塞引起急性心肌缺血的表现，包括不稳定型心绞痛、非 ST 段抬高型心肌梗死和 ST 段抬高型心肌梗死。
  Who——冠脉血管壁上的粥样硬化斑块，是造成急性冠脉综合征的元凶。

Why——粥样硬化斑块破裂引发的急性缺血，造成急性冠脉综合征的"急"。

Where——通过心电图和冠脉造影，可以确定急性冠脉综合征的病变部位。

When——急性冠脉综合征好发于冬季和清晨，应该做好预防，警惕发病。

第三节　冠心病的"猪朋狗友"

冠心病与血栓

你知道吗？冠心病和急性心肌梗死的距离，只有一块血栓！不过，你了解血栓是什么吗？本篇带你看一份来自血栓的自白。

我的名字叫血栓，健康人体也会有

我的名字叫血栓，我想，你大概见过我的"真身"——血凝块。当皮肤受伤出血，伤口处的血液不久就会凝固，这是由于血液中的血小板知道血管出现破损，马上召集同伴跑到破损的地方，将血液凝固成血凝块，把破损的血管堵上，阻止血液再往外流。而我——血栓，则是在血管内凝固的血凝块。

其实，我也会出现在健康人的血管中，比如胳膊磕碰出了淤青，出现淤青说明皮下有出血，也就是说血管出现了破损，这时候，想修复破损的血管，就需要我出马了。

你可能会疑问，这往下就演变成"血栓性疾病"了吗？不是的，健康的人体可不怕这种小血栓，因为人体有一套清除血栓的溶栓系统，只要血液里出现小血栓，溶栓系统就会自动开启，把血栓溶解了。因此，健康人的血管是不会被血栓栓塞的。

心梗脑梗肺栓塞，动脉静脉都能到

可是，当人体的溶栓系统"失灵"时，我就可以"召集"更多的同伴一起"抱团"，可能会贴附在血管壁上，还可能随着血液流动而展开我的"人体动脉／静脉之旅"。

旅途中总会遇到一些事情，比如心脏和大脑里的一些小动脉可真细小，有时候即使我"侧着身"都过不去，就只好停下来了，没曾想，我一停下来，连血流都停下来了！我停在心脏，他们说这是心肌梗死，我停在大脑，他们说这是缺血性脑卒中（脑中风）。还有一些人老是坐着不动，下肢深部的静脉（深静脉）里血液流通不好，我也很容易出现在那里，他们说这是深静脉血栓；要是我随着下肢静脉血漂流到肺部，也会在肺部的血管里被卡住，他们说这是肺栓塞。

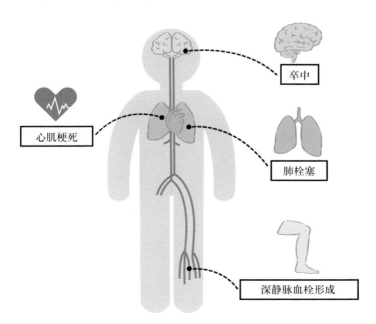

血栓危害示意图

要命疾病快预防，小心别被我"栓"住

听说，心肌梗死、脑卒中、肺栓塞都是非常"要命"的疾病，发病快，病情重，所以，大家一定要好好保护血管，不要被我"栓"住了。

特别容易被我"栓"住的人常常有这些特点：

（1）血压高：高血压会使血管内皮受损，这样当我漂流过去时，容易被卡住，所以会增加血栓的概率。

（2）有遗传：如果你的近亲里有出现过像心肌梗死、脑卒中等疾病，那么你的患病风险也会升高。

（3）糖尿病：血糖过高也会导致血管内皮损伤，所以也会升高发病风险。

（4）老烟民：烟草里所含的尼古丁会引起血管收缩，这样血管内皮也会损伤，引发血栓。

（5）不爱动：不爱动的人群既包括不爱运动的人，也包括那些不能动的人，比如教师、司机需要保持一个姿势，坐长途汽车也常常久坐不动，卧床的患者长时间不能动，这时候容易发生下肢深静脉血栓。

如果你有上述的一个或者多个特征，就属于血栓栓塞性疾病的高危人群了，要积极纠正可以调整的危险因素，比如控制血压和血糖，戒烟，避免久坐不动，积极锻炼等，可不要等到被我"栓"住了才后悔哟！

健哥小结

● 血栓，就是血液中的血凝块，正常人体有溶栓系统，不容易出现血栓性疾病。

- 当人体的溶栓系统出了问题，容易出现血栓，当血栓发生在心、脑、肺或者下肢深静脉时，会造成心肌梗死、脑卒中、肺栓塞和深静脉血栓。
- 如果你属于血栓栓塞性疾病高危人群，需要控制危险因素，调整生活方式，积极预防血栓形成。

冠心病与糖尿病

调查显示，2011 年至 2021 年的十年间，我国糖尿病患者由 9000 万增加至 1.4 亿，增幅高达 56%，预计未来 20 年，糖尿病患者仍会不断增加[1]。糖尿病，曾经被医学界认为是冠心病的等危症，意思是认为糖尿病和冠心病对人体健康具有同样的危险。近年来，由于治疗措施的进展，糖尿病摘掉了冠心病等危症的"帽子"，但是，糖尿病和冠心病的关系依然很密切。

"争先恐后"

临床上，冠心病和糖尿病"打包出现"的情况并不少见，只不过是"先来后到"的区别。

既往研究[2]证实，糖尿病患者发生冠心病的风险较正常人高 2～4 倍，65 岁以上的糖尿病患者，超过七成死于心血管疾病[3]。

2017 年底发表的一项研究[4]表明，超过四成的冠心病患者伴有糖尿病，冠心病患者中超过八成存在糖耐量异常，也就是空腹血糖或者餐后 2 小时血糖升高超过正常范围，但还未达到诊断糖尿病的标准。

为什么糖尿病和冠心病如此地"争先恐后"呢？

糖尿病，其实是一种全身性的代谢紊乱性疾病，首先是血糖持续处于高水平，相当于血管都泡在"糖水"里，引发动脉血管内皮功能紊乱、动脉管壁硬化、管壁增厚、血管狭窄等一系列的病理变化；而且，糖尿病还会影响蛋白质和脂质代谢，引起血脂异常，导致血管壁损伤、狭窄，继而发生冠状动脉粥样硬化；另外，糖尿病还会促进血管的炎症反应，导致更容易形成血栓，引发心肌梗死。

"狼狈为奸"

可以说，糖尿病和冠心病"狼狈为奸"，相互影响、相互促进，对健康的破坏力绝对是"1＋1＞2"的效果。

糖尿病合并冠心病，冠状动脉常常有多支血管、多个部位受累，形成整个血管壁粥样硬化，而且狭窄程度较非糖尿病患者更重。一项纳入 102 项前瞻性研究，观察人数近 70 万人的荟萃分析[5]显示，糖尿病患者的心血管死亡风险是未合并糖尿病患者的 2 倍。另有研究发现，糖尿病与心血管疾病共存时，相当于双倍的寿命损失[6]。因此，无论是先有冠心病还是先有糖尿病，都应积极治疗，控制病情发展，以免引发更多并发症，让病情"雪上加霜"。

此外，对于合并糖尿病的冠心病患者，还要警惕"无痛性"心肌梗死的发生。糖尿病患者由于神经受损，对疼痛的敏感性降低，因此在心肌梗死发作时，可能没有胸前区的疼痛感，容易导致病情延误，甚至错过了心肌梗死的最佳救治时间。

健哥小结

- 冠心病患者，合并糖尿病或者糖耐量异常很常见，而且，当冠心病合并糖尿病时对健康的损害倍增。
- 糖尿病是导致冠心病的重要危险因素。
- 冠心病患者应定期检查血糖，及早发现血糖异常情况。即使血糖正常，也应该每半年检查一次；若血糖异常，应在医生的指导下采取措施，积极地控制血糖，在血糖控制平稳后，每3个月复查一次。

参考文献

［1］International Diabetes Federation. China diabetes report 2000-2045. https：//diabetesatlas.org/data/en/country/42/cn.html.

［2］Luscher T F，Creager M A. Diabetes and vascular disease：pathophysiology，clinical consequences，and medical therapy：Part Ⅱ. Circulation，2003，108：1655-1661.

［3］Go A S，Mozaffarian D，Roger V L，et al. Heart disease and stroke statistics—2014 update：a report from the American Heart Association. Circulation，2014，129：e28-e292.

［4］Meng L，Wang H Y. Abnormal glucose regulation in Chinese patients with coronary artery disease. Medicine，2017，96（52）：e9514.

［5］Emerging Risk Factors Collaboration. Diabetes mellitus，fasting blood glucose concentration，and risk of vascular disease：a collaborative meta-analysis of 102 prospective studies. Lancet，2010，375（9733）：2215-2222.

［6］Emerging Risk Factors Collaboration. Association of cardiometabolic multimorbidity with mortality. JAMA，2015，314（1）：52-60.

冠心病与脑卒中

有时候，想找到疾病的根源就像刑警要找到凶手，从一点蛛丝马迹着手，运用合理的推断和严密的验证，让凶手无所遁形。前两周，我们医院就碰到一位考验医生脑力的患者。

突然起病，突然好转

就在冬季寒潮的第一天，老赵像往常一样吃午饭，一家人其乐融融，没有任何异常的征兆。吃完饭，老赵站起来收拾碗筷，突然，"啪"的一声，左手拿着的碗竟然摔到地上，接着，他的左腿也忽然没有力气，一个趔趄摔回座位上。老赵一惊，想开口呼叫孩子，居然说不出话了！

就在短短 1 分钟之内，老赵左半身动不了了，话也说不出来，孩子发现后，急忙呼叫"120"。不过幸运的是，几分钟后，老赵左腿就恢复了正常，左手也好了一些，但还是不太听使唤，说话能出声了，但发音跟平时有些不同。

老赵被救护车送到医院，立刻进行检查，头颅 CT 没有看到脑出血，头颅磁共振成像（MRI）发现了右侧大脑半球急性-亚急性脑梗死！让人惊奇的是，经过医生积极治疗了 2 天，老赵的四肢奇迹般地康复如初，说话也越来越好了。这场突发的横祸真是来得突然，好得也快。

病发在脑，元凶在心

有经验的神经内科医生觉得，老赵这次发病，不像一般脑血管病导致的急性脑梗死，倒是像一次血栓栓塞事件！

果不其然！进一步检查发现，老赵的左心室心尖处局部变薄，节段性运动减弱，而在这个运动减弱的心腔中，赫然躺着2块血栓！

至此，老赵发病的元凶终于被揪出，老赵患的是"心源性脑栓塞"。

追问病史，老赵发病前1周有过持续性胸闷。看来，老赵在那时发生了心脏事件，导致左心室节段性运动不良，心尖变薄，进而里面血流缓慢、淤滞，形成湍流（血流中出现小旋涡），长出了2块血栓。

而心室里的血栓就像个定时炸弹，它们躺在心脏里不动便罢，若是它们从心室壁掉下来，便会沿着血流开始一场"恶意之旅"，最终卡在一个过不去的地方，形成栓塞。有的血栓堵在脾脏，导致脾梗死；有的血栓堵在肠系膜动脉，导致腹痛，甚至肠坏死；有的卡到下肢，导致下肢疼痛冰凉甚至坏疽；最不幸的是卡到脑动脉，造成脑梗死。

至此，老赵的病因终于搞清楚了，症状在脑，但根源在心脏。很多心脏疾病都会形成心脏内血栓，例如心肌梗死、心肌病、心力衰竭可能导致左心室内形成血栓，心房颤动可能导致心房内形成血栓，这些栓子都有可能脱落导致栓塞事件。

健哥小结

- 本篇介绍了一例由于心脏疾病导致心腔内血栓形成，栓子脱落导致的心源性脑栓塞。
- 寻找病因的过程需要抽丝剥茧，医生的经验、患者对症状的描述，对确诊起到关键影响。

冠心病与颈动脉狭窄

人体的血管可以说就是一根管道，因此，一处发生了动脉粥样硬化，全身动脉都有发生粥样硬化的可能性，只是不同部位发生的严重程度有所差异。比如，发生在颈动脉会引起颈动脉狭窄，发生在冠状动脉会引起冠心病，这两个疾病常常"相伴而行"，本篇来说说颈动脉狭窄和冠心病这对"难兄难弟"的关系。

颈动脉狭窄 & 冠心病

颈动脉就在脖子的左右两侧，你用手指顺着下颌角贴着皮肤往下摸，就能感受到颈动脉在搏动。颈动脉是人体大脑的主要供血动脉，如果这条动脉由于粥样硬化而狭窄，大脑供血就会受到影响；一旦动脉粥样硬化斑块破裂，形成血栓，栓子随

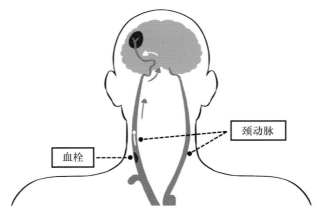

颈动脉与脑卒中关系示意图

着血流进入大脑，卡住细小的脑血管，就会引发脑梗死。研究发现，25%～30%的脑梗死与颈动脉狭窄有关[1]。

你有没有发现，颈动脉粥样硬化，继而引起颈动脉狭窄，甚至导致脑梗死，这个病理过程，与冠状动脉粥样硬化引起冠脉狭窄，导致冠心病、心肌梗死，二者如出一辙。其实，这就是动脉粥样硬化在全身不同血管的表现，因此，颈动脉狭窄和冠心病常常同时出现。

日本一项研究发现，25.4%的冠心病患者在进行超声检查时颈动脉狭窄超过50%，而且，冠脉病变血管数量越多，颈动脉狭窄检出率就越高[2]。另外，多项研究发现，颈动脉狭窄患者的冠心病患病率为13%～86%[2]。

冠心病合并颈动脉狭窄，使治疗难度增加。合并严重颈动脉狭窄的患者进行冠脉搭桥手术（冠状动脉旁路移植术）或者心脏以外的外科手术，手术前后脑卒中的风险明显升高；合并严重冠脉狭窄的患者进行颈动脉内膜剥脱术或颈动脉支架成形术，手术前后发生急性心肌梗死的风险也明显高于普通患者。（如果患有严重的颈动脉狭窄，在进行非心脏外科手术前，医生一般建议先进行颈动脉血运重建，以免在手术后造成严重脑部缺血。）

注重筛查　同时治疗

因此，需要注重两个疾病的相互筛查，已确诊为冠心病的患者，需要进行颈动脉超声检查；已确诊为颈动脉狭窄的患者，应留意是否有冠心病病史，视情况进行心电图、平板运动试验或者冠脉 CT 检查。已确诊的动脉狭窄程度越严重，病变部位越多，越需要对另一处动脉进行全面、深入的检查。

如果你的年龄在 40 岁以上，同时还有吸烟、高血压、高脂血症、糖尿病、运动量减少、情绪紧张等情况，那么你既是冠心病的高危人群，也是颈动脉狭窄的高危人群，应该每半年或1年进行相关的疾病筛查。

要是冠心病和颈动脉狭窄同时存在，就需要根据二者病情来制订治疗策略：

- 当病情比较平稳，狭窄程度不重时，可以采取药物治疗并且随访观察，当然，同时也要积极控制导致动脉粥样硬化的危险因素，比如高脂血症、糖尿病和高血压等。

- 当其中一种症状比较明显，病情比较严重时，可以考虑在兼顾另一病变安全性的情况下，对病情较重的病变进行手术治疗。比如以冠心病症状为主，应先行冠脉血运重建。

- 当冠心病和颈动脉狭窄的症状都比较严重时，适合冠脉介入和颈动脉支架手术的患者，一般先行冠脉介入治疗，病情稳定后择期行颈动脉支架手术；如果二者病情均不稳定，需要多学科会诊评估患者情况，在医疗团队和医疗设备的保障下，可考虑在一次手术中完成颈动脉与冠脉血运重建[3]。

健哥小结

- 动脉粥样硬化是全身性血管疾病，颈动脉狭窄和冠心病都是其表现之一。
- 颈动脉狭窄和冠心病常常同时并存，增加治疗的难度。
- 患有颈动脉狭窄或者冠心病需要筛查另一疾病，治疗时应根据二者病情制订整体治疗策略。

参考文献

[1] 中华医学会外科学分会血管外科学组.颈动脉狭窄诊治指南.中华血管外科杂志，2017，2（2）：78-84.

[2] 中国医疗保健国际交流促进会血管疾病高血压分会专家共识组.冠心病合并颈动脉狭窄的处理策略专家共识.中国循环杂志，2016，31（12）：1150-4456.

[3] 北京神经内科学会，北京心脏学会.颈动脉与冠状动脉同期血运重建专家共识.中国脑血管病杂志，2020，17（12）：772-783.

冠心病与牙周病

你每天刷牙几次？每次刷多久？是否常常出现牙龈出血呢？

如果你每天只刷牙 1 次或者不刷牙，每次刷牙不足 2 分钟，又或者常常有牙龈出血，你可能患上牙龈炎或者牙周炎，统称为牙周病。牙周病是常见的口腔疾病，病情较轻时常常没有症状，病情加重可能出现牙龈出血、咬合无力、牙齿松动移位甚至脱落。

俗话说"牙疼不是病，疼起来真要命"，这虽然是句玩笑话，可你不知道的是，真正要命的，是牙周炎和心血管疾病密切相关，甚至还因此升高死亡风险。

牙周病增加心血管疾病风险

瑞典一项研究发现，患者的牙周炎越严重，发生非致命性心脏病、脑卒中、严重心力衰竭、死亡的风险就越高，经过 6 年多随访，基线时有牙周炎的患者发生上述事件的风险比牙龈健康者升高 49%[1]。

最近，英国一项研究对 6.4 万名有牙周病和 25 万名无牙周病的居民进行了 3 年的观察，结果发现，牙周病患者在 3 年内发生抑郁、焦虑等精神疾病的风险增加了 37%，发生 1 型糖尿病、银屑病等自身免疫性疾病的风险增加了 33%，发生 2 型糖尿病的风险增加了 26%，发生心力衰竭、脑卒中等心血管疾病的风险增加了 18%[2]。

可见，牙周病与多种慢性疾病关系密切。

你可能会疑问，牙齿与心脏相隔这么远，牙周病是如何影响心脏健康的呢？研究发现，牙周病可能通过以下四个途径引发心血管疾病[3]：

其一是诱导炎症，牙周病不仅是局部的炎症，还会提高全身炎症介质水平，引发内皮损伤促进动脉粥样硬化斑块形成。

其二是病菌跨区"定居"，当牙周病患者刷牙、咀嚼、牙周治疗或者拔牙时，牙周致病菌可以直接进入循环系统并且"定居"（也称定植）在粥样斑块中，扩大斑块体积。

其三是共同危险因素，牙周病和心血管疾病患者常常年龄较大，多有吸烟等行为，这些可能是共同的致病危险因素。

其四是牙周病导致的牙齿丧失可能会影响饮食结构，比如水果蔬菜纤维类食物摄入减少，从而增加了心血管疾病风险。

好好刷牙 保护心脏

既然口腔卫生关系着心脏健康，那么改善口腔卫生，能起到保护心脏的作用吗？

当然可以！

我国最近发表的一项对近 50 万居民的研究发现，拿起牙刷很重要！那些刷牙次数少，或者经常不刷牙的人，更加容易发生心血管疾病、癌症和死亡[4]。

因此，建议所有人都要好好刷牙，维持口腔卫生，保护心

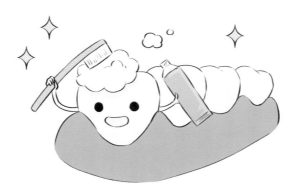

好好刷牙　保护心脏

脏。具体来说，每天应该至少刷牙 2 次，睡觉前应该先刷牙，每次刷牙时间需要在 2 分钟以上，在用餐后也要记得漱口。

健哥小结

- 不注意口腔卫生容易患上牙周病，牙周病与多种慢性疾病相关，尤其会增加心血管疾病风险。
- 牙周病可能通过诱导炎症、致病菌"定居"、共同危险因素、牙齿丧失后影响饮食结构等造成对心血管系统的损害。
- 建议你拿起牙刷，好好刷牙，改善口腔卫生，保护心脏健康，避免"病从口入"。

参考文献

［1］Antipolis S. Gum disease linked with new onset heart disease. 2021-8-25. https://www.escardio.org/The-ESC/Press-Office/Press-releases/Gum-disease-linked-with-new-onset-heart-disease.

［2］Zemedikun D T，Chandan J S，Raindi D，et al. Burden of chronic diseases associated with periodontal diseases：a retrospective cohort study using UK primary care data. BMJ Open，2021，11（12）：e048296.

［3］任秀云.牙周病与心血管疾病.中国实用口腔科杂志，2016，9（3）：138-142.

［4］Zhuang Z，Gao M，Lv J，et al. Associations of toothbrushing behaviour with risks of vascular and nonvascular diseases in Chinese adults. Eur J Clin Invest，2021，51（12）：e13634.

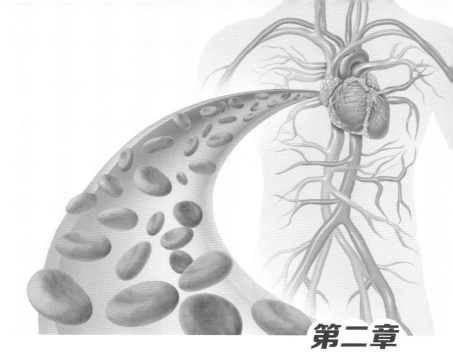

第二章
进攻冠心病

第一节 学会分辨"他"

心脏病都包括哪些疾病?

人们常说的心脏病发作,一般是指冠心病,或者心肌梗死等由于冠状动脉阻塞而引起的疾病,甚至很多人都把心脏病和冠心病划上等号。但其实,心脏病是一个很大的范畴,冠心病只是其中比较常见的一类。

心脏的结构

要说心脏病的分类,首先还是要了解一下心脏的结构。

心脏一刻不停地跳动,像水泵一样为人体提供充足的血液,收缩—舒张,看似很简单,但是,完成这个程序需要很多结构精妙的配合。

我们常常把心脏比作一座两层一共四间房的小别墅,从内部来看,分为左右心室和左右心房,仔细看,由心脏肌肉组成的"墙壁"使每个房间有相对独立的区域,心房和心房之间、心室和心室之间互不相通,而左右两边的心房和心室之间,则有心脏瓣膜形成的"门"来互通。

心脏的每一次跳动,有赖于组成心房和心室"墙壁"的肌肉依次收缩和舒张，同时，还需要各个瓣膜依次张开和闭合。这样才能使静脉血流向肺部进行氧气交换，同时让动脉血供应全身各处。

那么，是什么在控制心脏肌肉和心脏瓣膜的运动呢？

是心脏肌肉深层的心电传导系统，也就是别墅墙壁里面的"电路系统"控制的。这套系统起源于右心房的窦房结，窦房结像"发电站"那样发出电信号，传达到次级电站——房室结，然后通过心室间隔肌肉中的左右束支向整个心室传达，使心房和心室肌肉依次收缩。正是这个原因，正常的心律称为窦性心律。

心脏肌肉收缩和舒张不仅需要"电路系统"来指挥，还会消耗能量，而能量的来源，则是像房屋的"水路"那样分布在心脏表面的冠状动脉。

心脏病的分类

回到正题，心脏病，实际上就是心脏各种结构或者功能上出现的疾病。

最常见的心脏病，就是冠心病，这是心脏的"水路"出现问题，冠状动脉由于动脉粥样硬化斑块使血管变得狭窄甚至闭塞，那么，相应的心脏肌肉就得不到充足的血液供应，从而引起心肌缺血缺氧甚至坏死，出现一系列病症。

如果是心脏的"电路系统"出了问题，那么心脏肌肉就不能按照既定顺序来收缩和舒张，从而出现心脏跳动不规则，这就是心律失常，比如心房颤动、房室传导阻滞等。

如果由于感染、酒精中毒、遗传、自身免疫性疾病等因素导致心脏的"墙壁"受损，会引发心肌病，比如扩张型心肌病、心肌炎等。

还有由于风湿性炎症、先天畸形、老年退行性改变等原因导致心脏的"门"变得狭窄或者关闭不全，这就是心脏瓣膜疾病，常见有二尖瓣狭窄或关闭不全、主动脉瓣狭窄或关闭不全等。

当然，还有先天性原因造成的心脏结构缺损，引起先天性心脏病，比如房间隔缺损、室间隔缺损等。

另外，心脏病还包括更细致的结构出现的问题，比如包裹心脏的心包可以出现心包疾病，如心包炎、心包积液等；还有心脏内层的心内膜，感染后出现感染性心内膜炎等。

心脏是一个整体，其中哪一种结构出现病变都有可能累及其他结构，最终导致心脏这个"水泵"功能受损，出现心力衰竭。

以上，就是心脏病所包括的主要类别（表 2-1）。

表 2-1　心脏病主要类别

心脏结构／功能	类似房屋结构	相应疾病	
心脏肌肉	墙壁	心肌病，如扩张型心肌病、心肌炎等	
心脏瓣膜	门	心脏瓣膜疾病，如二尖瓣狭窄、二尖瓣关闭不全	
心脏传导系统	电路系统	心律失常，如心房颤动、房室传导阻滞等	
冠状动脉	水路系统	冠心病	
先天结构缺损	—	先天性心脏病，如房间隔缺损、室间隔缺损等	
其他	—	心包疾病，如心包炎、心包积液等；感染性心内膜炎	
心脏泵功能	—	心力衰竭	

健哥小结

- 心脏就像一栋两层四间房的小别墅，别墅中也有墙壁、房门、电路、水路等结构。
- 心脏病就是心脏各种结构出现问题的疾病，比如血管问题、心肌问题、心脏电路问题、瓣膜问题等。
- 心脏病不是只有冠心病，了解心脏的基本结构和常见疾病，在相关症状出现时，你就能及时到心内科进行诊治。

心肌梗死发作五类症状要记住！

心肌梗死发作是非常凶险的，救治刻不容缓。这句大白话，相信大家都会同意。

但是，当你本人遭遇或者目睹其他人心肌梗死发作时，你真的能识别出来并采取合理的措施吗？

真不一定！

心肌梗死发作你不是真的知道！

最近美国一项调查研究了超过 25 000 名成年人，对心肌梗死发作的症状，他们之中有 6% 的人连一个症状都不知道，根据比例计算，超过 1350 万的美国成年人完全判断不出心肌梗死发作[1]。

那么，我国居民的认识又是怎样的呢？

虽然目前我国还没有相关的大规模研究，这里查阅了两项研究供你参考。

2008 年，我国对近 2500 名 60 岁以上的老年人进行了关于急性心肌梗死知识的调查，32% 的老年人不知道胸痛或者胸部不适是急性心肌梗死的主要症状，当知道自己心肌梗死发作时，只有 42% 的人知道要呼叫"120"，但别人心脏病发作，倒是有 80% 的人知道需要呼叫"120"[2]。

2008 年的研究数据有点久远，再来看看 2018 年这项对长春市社区居民的调查[3]：342 名居民中，33% 完全不知道急性心肌梗死的症状，只有 1/4 的居民选择发病后立刻就医治疗，56% 的人知道要呼叫"120"，同样的，如果目睹别人发作，81% 的居民会拨打"120"。

从以上数据能看出什么呢？

首先，我国居民在面对他人心肌梗死发作时非常善良，超过八成人不会袖手旁观，而是选择呼叫"120"。

其次，我国居民对心肌梗死发作症状的知晓率不到七成，相比起美国的 94%，真的太低了！而且，在近 10 年中，这个数据也没有明显上升。试想一下，在我们周围，有三成人根本判断不出心肌梗死发作，这对他们自身和对其他人来说，都是一种生命的威胁！

五类症状要记住！

那么，心肌梗死发作究竟有哪些症状呢？这里为你总结了五类典型症状。

（1）持续胸痛：持续的胸部正中（胸骨后）或者胸部中间偏左（心前区）部位疼痛是心脏病发作最常见的症状，这种疼痛不是某一个点的刺痛，而是整片的疼痛，呈烧灼样、压榨性疼痛，甚至有濒死感，持续时间在 15 分钟以上，很多患者还会合并大汗淋漓。

（2）呼吸困难：研究发现，我国女性在心肌梗死发作时，出现胸痛症状比男性少，而出现心慌、胸闷、气短等症状更多，甚至还会伴有恶心、呕吐。

（3）肩臂部疼痛：胸痛常常会放射到左肩或左侧上臂，这是心绞痛的放射痛。

（4）下颌/头颈/后背不适：心肌梗死发作的疼痛也可能延伸到下颌、颈部及后背。

（5）虚弱/头晕：女性比男性更容易出现虚弱无力、头晕、目眩等症状。

如果自己或者他人出现以上症状，应该立即停止活动，就地休息，如果症状并未改善，应该马上拨打"120"急救电话，尽早获得心脏急救医疗服务。

 健哥小结

- 我国超过三成人完全不知道心肌梗死发作的症状。
- 心肌梗死发作常见的五类症状需要大家知晓：持续胸痛、呼吸困难、肩臂部疼痛、下颌/头颈/后背不适、虚弱/头晕。
- 急性心肌梗死每一秒钟都在夺去国人的生命，识别患者，是挽救生命的第一步，也是你和我都应该了解的重要一步。

参考文献

［1］Mahajan S，Elizondo J V，Khera R，et al. Sociodemographic disparities in awareness of heart attack symptoms in the United States. https://www.ahajournals.org/doi/10.1161/circ.140.suppl_1.13002.

［2］张清潭，胡大一，杨进刚，等 . 2314 例老年人有关急性心肌梗死知识现状的调查 . 中华老年心脑血管病杂志，2008，10（1）：11-14.

［3］黎丽，陈晨，王文佳，等.长春市社区居民急性心肌梗死疾病相关知识调查研究.中国急救复苏与灾害医学杂志，2018，13（1）：19-21.

隐藏在疼痛背后的杀机

"坚强忍耐"是中华民族千百年来的优良传统，对待疼痛，很多人也是采取"忍"字诀，殊不知，这疼痛背后可能隐藏着杀机。

别以为这是吓唬你，看看下面两个病例你就明白。

病例1：肚子痛却是心肌梗死在捣鬼

首先来看看李先生，他今年58岁，患高血压5年，平时血压控制良好。最近一周，每次爬楼之后就觉得肚子痛，但是，休息一会儿症状就能好转。由于疼痛时没有其他症状，而且，这几天测量血压也不高，李先生觉得可能是肠胃问题，忍忍就好了。可是这天，爬楼梯回家后肚子痛了4个小时都没有缓解，家里人把他带到医院看急诊。

到急诊时，李先生已是满头大汗，手捂着肚子，疼痛剧烈，但是没有出现恶心呕吐，也没有出现胸部疼痛。

李先生究竟是什么疾病呢？

病例2：肩痛也可能是心肌梗死作祟

再来看看赵先生，他今年48岁，除了标志性的啤酒肚，赵先生觉得自己身体还挺不错的。不过最近一周左肩膀有些疼痛，赵先生以为是颈椎病犯了，去按摩机构做了几次按摩，虽然肩痛没有明显缓解但也不影响工作。赵先生想着最近手头工作比较多，等过段时间空闲了再去医院做详细检查。

这天下午，赵先生左肩疼痛加重，大汗淋漓，胸闷气短，呼吸不畅。同事连忙拨打"120"送医院。

赵先生这又是怎么回事呢？

有些疼痛不能忍！

现在，是时候揭开谜底了。

通过心电图检查，李先生和赵先生的心电图都出现了急性心肌梗死的典型表现，而随后的心肌酶谱检测也确定了急性心肌梗死的诊断。

虽然这两位患者出现了不同部位的疼痛，而且都没有出现急性心肌梗死的典型胸痛症状，但他们却都发生了急性心肌梗死，这在临床上称为"无胸痛性心肌梗死"，研究发现，大约1/4的 ST 段抬高型心肌梗死患者在就诊时没有典型胸痛症状[1]。

正如前面两个病例，急性心肌梗死可能没有典型的胸痛，但不等于没有症状，那么哪些症状需要引起重视呢？

首先，这些部位的疼痛要警惕！包括左上肢、肩部疼痛，持续后背疼痛，持续上腹疼痛，以及牙痛或者下颌疼痛。如果以上部位出现没有诱因的疼痛，特别是运动后疼痛加重，休息后疼痛缓解，这时候就要警惕有可能是心肌梗死了。

其次，疼痛不影响局部功能！如果由于局部疾病引起的肩膀痛、后背痛，在进行某些动作时可能会受限，比如肩周炎引起的肩膀痛在患者胳膊向上抬高时受限，但心肌梗死引起的症状一般不会影响该部位的功能。

最后，伴随症状别忽略！心肌梗死往往伴随着胸闷、心慌、憋气、呼吸不畅、大汗淋漓等症状，还可能会感觉异常的烦躁不安，如果出现以上症状，而且症状越来越严重，就需要警惕心肌梗死的可能性。

健哥小结

- 疼痛，是临床上最常见的症状之一，是身体出现故障的信号。
- 当嗓子、牙齿、肩部、后背、上腹部等部位出现不明原因的疼痛，并且伴有大汗、胸闷、气短等症状时，这可能是急性心肌梗死的表现。
- 当疼痛来临，一味地忍耐不能代替治疗，甚至还会贻误治疗时机！

 参考文献

［1］伏蕊，宋晨曦，杨进刚，等.中国无典型胸痛 ST 段抬高型心肌梗死患者的临床特征和冠状动脉病变特征分析.中国循环杂志，2018，33：524.

心肌梗死没有胸痛更危险

前篇提到，临床上有些患者在心肌梗死发作时没有典型的胸痛症状，可能突然出现其他部位的不适，但是心电图检查可以发现心肌梗死的征象，甚至有些患者没有疼痛的征兆，称为无痛性心肌梗死。

无论是无胸痛性心肌梗死患者还是典型心肌梗死患者，甚至无痛性心肌梗死患者，发生心力衰竭、心肌梗死复发和死亡的风险都会升高。但是，大多出现典型心肌梗死症状的患者都会到医院接受治疗，可是发生无胸痛性心肌梗死的患者却常常由于症状不明显而延误治疗，即使就诊有时也容易被误诊和漏诊，还有些患者以猝死为第一症状到医院就诊，失去治疗的最佳时机。因此，无胸痛性心肌梗死更危险。

无胸痛性心肌梗死常见症状

这些患者发生心肌梗死时虽然没有胸痛，但大多数患者会突发其他部位的疼痛，比如：

（1）嗓子痛：常常为咽喉部烧灼痛，感觉喉部发紧，可能伴有胸闷、憋气的感觉。

（2）肩膀痛：一般为左侧肩膀或者左侧手臂内侧出现钝痛，可能放射到小指和无名指。

（3）牙痛：往往多颗牙齿甚至整个牙床都感到疼痛，一般检查不到明确的牙病，女性更常见。

（4）胃痛：持续加重的"胃痛"、饱胀、恶心、呕吐，特

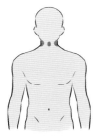
嗓子疼

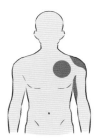
左肩或左臂内侧疼痛

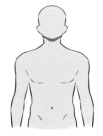
牙疼或下颌疼

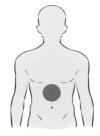
胃痛或上腹部疼痛

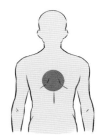
后背痛

无胸痛性心肌梗死症状发生部位示意图

别是活动时反复出现。

（5）还有后背或者下颌部疼痛。

可以看出，这些症状都不是心肌梗死的特异性症状，看起来很难联想到是心脏出现问题。

哪些人易发无胸痛性心肌梗死？

因此，那些存在无胸痛性心肌梗死危险因素的人群就要特别注意了。

说到这里，可以先来了解一下无胸痛性心肌梗死患者为何会"无痛"，一般有两方面原因：

一方面认为无胸痛性心肌梗死可能是典型心肌梗死或心脏性猝死发生之前症状轻微的疾病阶段，也就是说患者可能存在冠心病或者有潜在的冠心病[1]。

另一方面是由于对心肌梗死症状感知的多样性所致，比如患者对疼痛的忍耐力比较强，或者对疼痛的敏感性比较差。

因此，无胸痛性心肌梗死的危险因素和冠心病相似，包括年龄较大、男性、吸烟、高脂血症、高血压、糖尿病、超重或者肥胖、缺乏锻炼、心理因素等等。

如果你存在上述某些危险因素，就要更加警惕无胸痛性以及无痛性心肌梗死了，比如：老年人，尤其是合并脑血管病的患者，因为器官老化或病变，对疼痛的敏感性较差，而且他们的反应和表达都比较迟缓，疼痛感常常被忽视；高血压、糖尿病患者，他们本来就是冠心病的高危人群，有些糖尿病患者合并神经病变，对疼痛的敏感性会降低；意志坚强的青壮年男性，对轻微的疼痛不在乎，因而容易忽略症状。

如果你符合这些特征，应该定期到医院检查心电图，一旦出现上述疑似症状，应该马上拨打"120"寻求急救，以免延误抢救治疗。

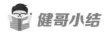 **健哥小结**

- 没有典型胸痛表现，但是心电图或超声心动图显示有心肌梗死征象，称为无胸痛性心肌梗死。
- 无胸痛性心肌梗死容易被误诊、漏诊、延误治疗导致严重后果。
- 如果患有冠心病或者是冠心病的危险人群，应该警惕无胸痛性心肌梗死，及时做心电图等排查。

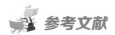 **参考文献**

［1］Cheng Y J，Jia Y H，Yao F J，et al. Association between silent myocardial infarction and long-term risk of sudden cardiac death. J Am Heart Assoc，2020，29：e017044.

拔牙都解决不了的"牙痛"

很多人知道出现胸闷胸痛，可能是急性心肌梗死，但是有时候，心肌梗死会"伪装"成不为人知的模样，悄悄地来临，最近我就遇到了这样一位患者……

牙痛？心肌梗死！

38岁的小梁这几天总觉得左边后槽牙疼痛，断断续续地疼痛了一周了，吃了去药店买的替硝唑和止痛片都没效果，无奈只好去了附近的私立口腔诊所。牙科医生仔细检查了他的牙齿，虽然智齿长歪了，但是炎症却不明显，当时医生也建议小梁去心内科看看。可是小梁却觉得自己心脏一点儿感觉都没有，而且还那么年轻，怎么可能是心脏病呢，就要求医生给他继续看牙。

牙科医生帮他拔除了左边的智齿，开了些消炎药，小梁就回家了。可是回家之后，牙痛不但没改善，还变成了持续性疼痛，而且他还感觉到胸闷。

小梁就纳闷了，为什么牙齿都拔了，还会牙痛？这时候他又想起牙科医生的建议——看看心内科，于是小梁马上到我们医院急诊。急诊医生给他做完心电图就火速联系了心内科绿色通道。原来，小梁的心电图提示大面积心肌梗死！我们立刻给小梁安排冠脉造影，结果提示，给右心供血的右冠状动脉近段已经完全被血栓堵死，而主要负责给左心室供血的前降支近段也有长达 2 厘米 60% 以上的狭窄。于是给小梁进行了紧急手术，从他的右冠状动脉吸出大量血栓，又置入了支架，术后，小梁的牙痛终于止住了。

真相大白，小梁的牙痛，居然是因为急性心肌梗死！

身体不错？"三高"人群！

术后小梁问我，自己这么年轻，平时身体也不错，和小伙伴打篮球 2 个小时都不会累，怎么会患上这种"中老年人才得的病"呢？

其实，从小梁的病历可以看出，他罹患心肌梗死并不是没有原因的。原来，他在几年前就被诊断了高血压和高脂血症，却从来没有好好控制，也没有进行监测。这次入院发现他还是个糖尿病患者，而且由于血糖过高，已经出现了糖尿病急性并发症——糖尿病酮症。另外，小梁还是个"老烟枪"，十多年的烟龄，每天一包，体重也过高。也就是说，小梁其实是名副其实的"三高"患者，存在多重动脉粥样硬化的危险因素，这些，都是他发生急性心肌梗死的原因。

 健哥小结

- 本篇介绍了一个年轻人发生以牙痛为主要症状的急性心肌梗死。
- 建议所有年轻人不要忽视自己的健康状态，定期体检，远离烟草，控制体重都是最基本的措施，对已经诊断的疾病，必须遵照医嘱积极治疗。
- 牙痛可能也是心肌梗死的"伪装"，如果存在动脉粥样硬化危险因素，出现持续性牙痛，除了看口腔科，一定要警惕是否发生心脏病！

心脏难受，应该做什么检查？

很多患者疑问，为什么心脏不舒服，到医院需要做那么多检查？

其实，每项检查都有其不可或缺的作用。总体来说，心脏相关检查按照用途大致可以分为四类，本篇来说一说心脏的相关检查。

心肌缺血相关检查

第一类检查，是评估心肌缺血程度的检查，当你出现胸痛、胸闷等症状，怀疑存在心肌缺血的时候，医生可能让你进行这些检查：

（1）常规心电图，可以记录心脏的电活动，帮助诊断心肌缺血、心肌梗死、心律失常等情况。

（2）平板运动试验，通过运动诱发心肌缺血，记录患者运动时的心电图，评估心脏对运动的反应。

冠状动脉相关检查

第二类检查，是在需要评估冠状动脉疾病时做的检查，如果以上检查疑似心肌缺血，应该进一步检查冠状动脉，找出病变[1]。主要包括：

（1）心脏计算机断层扫描（CT）冠状动脉成像，使用计算机生成心脏横截面图像，观察冠状动脉的形态和病变，看是否有动脉粥样硬化斑块或者钙化，评估血管狭窄程度。

（2）冠状动脉造影，该检查属于微创检查，通过冠脉导管把造影剂填充到冠状动脉里面，利用X线成像观察冠脉动脉血管走行、形态、管腔有无狭窄，并根据狭窄程度判定是否需要进行介入治疗。

心脏结构功能相关检查

第三类检查，是评估心脏结构和功能的检查，这类检查常常用于诊断心脏结构性疾病（如心肌病、瓣膜疾病等），以及评估心脏功能。

（1）超声心动图，利用声波成像技术观察心脏结构和功能，包括心脏形态、心肌、瓣膜是否有病变等。

（2）心脏磁共振成像（MRI），利用电磁波从多个角度创建心脏图像，可以观察心肌、心脏大血管、瓣膜、心包等疾病，从而评价心脏功能并辅助分析病因。

（3）放射性核素负荷试验，利用心肌细胞摄取某些放射性阳离子的功能，静脉注射后可观察心肌缺血、心肌坏死或者瘢痕形成等情况。

心律失常相关检查

第四类检查，是用于诊断和评估心律失常的检查，当你出现心跳快、心慌的时候，医生可能让你进行这些检查：

（1）常规心电图，在静息状态进行的心电图检查，可观察心脏的节律和频率，检查是否有心律不齐、房室传导阻滞等异常情况。

（2）动态心电图监测，通过动态心电图仪连续记录患者日常生活状态下 24 小时或更长时间的心电活动，可以发现常规心电图不易发现的心律失常和心肌缺血等情况。

以上就是心脏相关的主要检查方法，每项检查都有其适应证和优缺点，临床上，医生将根据你的病情和整体情况推荐最适合的检查。

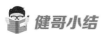**健哥小结**

- 心脏相关检查按照作用可以分为关于心肌缺血相关检查、冠状动脉相关检查、心脏结构功能相关检查和心律失常相关检查等四类检查方法。
- 医生将根据患者的具体情况推荐不同的检查，一般遵循从整体到局部、从无创到有创的原则。
- 心脏疾病关系到生命安危，检查虽然比较繁多，但对于疾病的确诊和治疗来说是迫切需要的，患者的配合可以使自身更快得到确诊和更及时的治疗。

参考文献

［1］中华医学会心血管病学分会心血管病影像学组，稳定性冠心病
　　　无创影像检查路径的专家共识写作组.稳定性冠心病无创影像
　　　检查路径的专家共识.中国介入心脏病学杂志，2017，25（10）：
　　　541-549.

心电图提示"心肌缺血"就是冠心病吗？

前几天出门诊，患者小李急匆匆地过来咨询，说是体检时心电图报告上提示心肌缺血，是不是患上冠心病了？

其实，心电图上的"心肌缺血"是指心电图中出现某些特殊的图形变化，但并不一定是真正意义上的心肌缺血。

心电图"心肌缺血"改变 ≠ 冠心病

我询问小李有没有胸痛、胸闷的症状，有没有诊断过高血压、糖尿病、高脂血症，直系亲属中有没有冠心病患者。

小李表现出疑惑，我就给他解释：心电图上虽然提示心肌缺血，但是否是由于冠心病造成的还不能确定，心电图只能作为诊断冠心病的一个参考。

在某种情况下有些人出现类似"心肌缺血"的心电图改变，但不是真正意义的心肌缺血，因此，如果患者没有胸痛、胸闷的症状，也没有高血压、糖尿病、高脂血症或者家族史，往往患有冠心病的可能性就比较小，这时，心电图上的"心肌缺血"意义不大。

如果患者出现症状，或者有一些冠心病的危险因素，这说明出现真正心肌缺血的风险比较高，也就是患有冠心病的风险

比较高，要诊断冠心病，还需要进行平板运动试验、冠脉造影等检查来明确。

因此，心电图提示心肌缺血，说明有可能是冠心病，但并不意味着一定是冠心病。只有存在心电图上的"心肌缺血"改变，而且有进一步检查的心肌缺血证据，才能诊断冠心病。

其他导致心电图"心肌缺血"改变的原因

如果患者确实出现心肌缺血的症状，但是进一步检查排除了冠心病，那么，就需要考虑其他疾病的可能性了。

比如，患有高血压、甲状腺功能亢进（甲亢）等疾病时，就会导致心肌耗氧量增加，这时虽然冠状动脉的血流量没有减少，但是血流量不能满足心肌的需求，就会引起心肌缺血。

冠心病患者心电图也可能没有"心肌缺血"

小李又问我，心电图上提示"心肌缺血"不等同于冠心病，那么，是不是所有冠心病患者都会出现心电图的改变呢？

这个答案也是否定的！

一般来说，当冠状动脉狭窄超过50%，而且患者出现典型的心绞痛症状或者心肌缺血证据时，应该诊断为冠心病[1]。这里需要注意的是，心绞痛症状和心肌缺血不一定同时存在，特别是当冠状动脉狭窄处于50%～70%时，属于轻到中度病变，这时候可能偶尔在活动量较大时出现胸闷、胸痛的心绞痛症状，而在静息状态下，心电图不一定会出现心肌缺血改变。

也正因如此，诊断冠心病不能单靠心电图，还需要进行平板运动试验、冠状动脉造影等检查才能确诊。

健哥小结

- 冠心病是造成心电图出现心肌缺血改变最常见的原因，但一些正常人或者其他疾病也可能出现这个改变。
- 若心电图提示心肌缺血，需要看是否有症状或者危险因素，风险大的患者需要做进一步检查才能确诊冠心病。
- 冠心病患者在冠状动脉轻度狭窄的时候，心电图上不一定会出现心肌缺血改变。

参考文献

[1] 中华医学会心血管病学分会介入心脏病学组.稳定性冠心病诊断与治疗指南.中华心血管病杂志，2018，46（9）：680-684.

做冠脉 CTA，患者需要注意啥？

高血压患者老李来到我的门诊，说最近偶尔会感觉胸口疼痛，按照他的描述，运动后症状没有加重，这不是典型的心绞痛。我建议他做一个冠脉 CTA 检查看看是什么问题。

什么是冠脉 CTA

老李问："听说过普通 CT 和增强 CT，但是没听说过 CTA，这个冠脉 CTA 是个什么检查呢？"

我跟老李解释，心脏普通 CT 和增强 CT，只能扫描出心脏的结构，但是看不见心脏的血管。

而冠脉 CTA，全称是"冠状动脉 CT 血管造影"，通过外周静脉注入造影剂，进行增强 CT 扫描，计算机会将冠状动脉的各级血管进行三维重建，可以从多个角度来展现冠状动脉的情况。

冠脉 CTA 检查，属于无创性检查，费用较低，在门诊就可以完成，因此，这项检查已经成为临床排查冠心病的重要手段之一。

听到这里，老李又问："那么做冠脉 CTA 检查是怎么看出冠心病的呢？"

要判断是否存在冠心病，主要是看冠状动脉的主干及其分支血管的管腔里有没有斑块，有没有狭窄。

而冠脉 CTA 不仅可以看到血管的狭窄程度和斑块情况，还能看到冠状动脉整体的形态，可以判断是否存在先天性变异，评估搭桥或者支架置入术后血管的通畅程度。

做冠脉 CTA 的注意事项

老李似乎有些明白了，不过他又提出疑问："做冠脉 CTA 有什么要注意的吗？"

首先，如果患者心率过快，会造成 CTA 影像模糊，因此，在进行冠脉 CTA 检查前，患者首先应注意避免有加快心率的行为，主要包括：①检查前 4 小时禁食，检查前 12 小时内不要饮用会增加心率的饮品，比如咖啡或者茶水等。②患者应该提前至少半小时到达检查室，静坐以稳定心率。③患者静息心率应该控制在 70 次 / 分以下，若心率过快，没有禁忌的患者可以给予口服美托洛尔（倍他乐克）以降低心率。

其次，为了检查效果更佳，检查前需要舌下含服硝酸甘油来扩张冠脉，如果患者存在青光眼、严重贫血等不能服用硝酸甘油的病症应该提前告知医生。

再次，检查过程中，需要注射造影剂，患者需要提前进行造影剂过敏试验。

最后，检查时，需要患者屏住呼吸，因此，在检查前还需要进行屏气训练。

老李这次学会了举一反三，他说："既然心率会影响检查效果，那心律不齐的人就不能做这个检查，对吧？另外，不能用硝酸甘油或者造影剂的人也不能检查，是吗？"

没错，患有心律失常、有硝酸甘油禁忌证、造影剂过敏，以及不能自主呼吸的患者，都不能进行冠脉 CTA 检查。

健哥小结

- 冠脉 CTA 检查是通过血管造影剂显影、由 CT 扫描、计算机合成的三维重建影像检查。
- 冠脉 CTA 检查可以整体查看冠状动脉情况，排查冠心病，评估搭桥或者支架置入术的效果。
- 进行冠脉 CTA 检查前，患者应该注意维持心率，提前留意检查时的用药，配合医生进行屏气练习等事项，以提高检查的准确性。
- 患有心律失常，或者对检查药物过敏的患者，不宜进行冠脉 CTA 检查。

跑步机上做检查？说说平板运动试验

前几天，邻居李大叔找我看病，他说最近几个月出现几次胸闷，心脏部位不舒服，但是，做心电图都是正常的，我建议他去做一个平板运动试验，看看是不是有潜在的冠心病。

李大叔去检查室转了一圈又回来问我："刘大夫，这个检查怎么是在跑步机上跑呢？我可不敢跑！"

我跟李大叔解释：平板运动试验机器的外形确实很像跑步机，不过您在上面走路或者跑步，是由医生来帮您调整速度和坡度的，从慢到快，同时，医生会密切观察您的症状、心率、血压、心电图等情况判断您是否出现心肌缺血，随时调整运动的强度，所以，这个检查很安全，您不用担心。

　　临床上，像李大叔这样对平板运动试验有疑问的患者不在少数，本篇就来说一说平板运动试验相关的几个常见问题。

为何要做平板运动试验

　　冠心病是指冠状动脉出现动脉粥样硬化，引起血管狭窄或者堵塞，造成心肌缺血、缺氧。但是，临床上很多患者在平静状态下并没有心肌缺血的表现，这时，静息心电图检查可能是正常的；而在运动时，心肌需要消耗的氧气更多，可能会诱发心肌缺血，从而出现心电图的改变。因此，平板运动试验可以辅助诊断冠心病。

哪些患者需要做平板运动试验

　　一般有以下三种情况：

　　（1）对无症状的冠心病高危人群或者疑似冠心病患者进行辅助确诊。

　　（2）评估冠心病患者的心脏功能及运动耐量，制订适合的运动方式及运动量。

　　（3）观察冠心病患者经过药物或者手术治疗后的效果。

　　一项检查，有适应证同样也会有禁忌证，那么，哪些患者不能做平板运动试验呢？

　　临床上，不建议心脏功能较差的患者进行平板运动试验，包括：近期心绞痛频繁发作及不稳定型心绞痛患者；新发的急性心肌梗死患者；有心力衰竭症状的患者；有心脏瓣膜疾病的患者；严重心律失常或心动过速的患者。另外，如果体力较差、活动不便的患者也不适合进行平板运动试验。

最后，也是大家最关心的问题，进行平板运动试验有什么注意事项呢？

在检查前：

- 患者应避免剧烈体力活动 12 小时。
- 最好空腹，或者至少禁食 2 小时以上，禁止吸烟至少 1 小时，禁止饮用含有咖啡因或酒精的饮品。
- 检查前 24 小时应停用抗心绞痛药物如倍他乐克、硝酸甘油等。
- 准备宽松舒适的衣服进行检查。

在检查时：

- 若出现不适，应及时告知医生，以便医生调整运动强度或终止运动。

 健哥小结

- 一些冠心病患者在平静时没有症状，却在运动时出现心肌缺血的表现，因此，需要平板运动试验来辅助评估和诊断冠心病。
- 一般来说，心脏功能或者体力较差的患者，不宜进行平板运动试验。
- 进行平板运动试验前要做好准备，检查时如有不适症状应及时告知医生。
- 平板运动试验是一种简便、无创、安全的方法，可以帮助医生诊断冠心病。

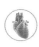

第二节 时间就是心肌

心肌梗死十二时辰

心肌梗死，是心血管疾病中最危急的疾病，但是，你知道心肌梗死在发病前后有什么表现吗？最近，我收治了一例典型的急性心肌梗死患者，他发病的时间轴，正好是心肌梗死发作前后的十二个时辰。

早上 6 点——发病前 3 小时

65 岁的老赵最近两个月觉得胸口偶尔"不太得劲"，但具体也说不上怎么不舒服，老赵自诩身体还挺硬朗，每天照样骑着自行车到处溜达。

这天早上 6 点，老赵准备骑车去早市逛逛，还没出小区，突然感觉胸口发紧、发闷，他赶紧下了车，在路边休息了一会儿，感觉稍微好了点，但还是不太舒服，老赵决定回家休息一下。

其实，这个时候，如果老赵到医院检查，就会发现自己的心脏已有心肌缺血的表现，但是，冠状动脉还没有完全堵塞，要是及时采取措施，就可以避免随后的心肌梗死发作。

上午 8 点——发病前 1 小时

老赵在家里也闲不住,就做了点早饭,虽然不太舒服,但也没什么影响,直到大概 8 点,老赵感觉越来越不对劲,胸口不仅憋闷,还疼,而且越来越严重,老伴儿让他舌下含服了硝酸甘油,但是却没有什么效果。老伴儿劝他去医院,可是老赵却执意再观察看看。

如果老赵这个时候到医院检查,就会发现一支冠状动脉马上就要完全堵塞了,心脏缺血的情况也更严重了。

上午 9 点——发病

老赵又撑了 1 个小时,这时,他已经坐不住了,平躺在床上,觉得胸口更疼了,就像有块大石头压在胸口一样,满头大汗,呼吸也很困难,这时候,老伴儿也慌了,犹豫着是不是要拨打"120",最后,还是先给儿子打电话,儿子让她马上打"120"送老赵去医院。

"120"很快就来到老赵家,经过检查和询问,基本确定老赵得了急性心肌梗死,在送往医院的路上就开始了抢救。

上午 11 点——发病 2 小时

老赵被送进医院,确诊为急性心肌梗死,医生建议他进行急诊心脏介入手术,老赵和他的老伴都犹豫了,一直等到上午11 点,老赵儿子赶到医院才拍板同意手术。经过 1 小时的手术,老赵的冠状动脉终于再次通畅,缺血心肌重新得到血液滋养,胸闷、胸痛的症状也缓解了。但是,已经坏死的心肌,还是会对心脏功能造成一定影响。

晚上 8 点——术后 8 小时

晚上 8 点,老赵经过评估后按照医生的要求开始运动康复,先是在床上抬抬手脚，没什么问题后可以坐起来了，经过了这次发病，老赵也不敢逞强了，觉得还是要遵照医生嘱咐循序渐进地进行康复训练。

第二天早上 6 点——新的一天

第二天早上 6 点，老赵迎来了心肌梗死后的第一个日出，一切好像都没有改变，但一切又好像都改变了。急性心肌梗死突如其来，损害的不仅是患者的身体，还有患者的心理，因此，老赵的主管医生和护士正准备跟他来进行一次深入的交谈，帮助他顺利地适应心肌梗死发生后的生活。

 健哥小结

- 老赵是一位普通的急性心肌梗死患者，但是他也代表了许多心肌梗死患者。
- 老赵的发病过程中，有些是教训：他没注意心肌梗死的前兆，比如胸闷，错过了阻止心肌梗死发生的最佳时机；他没在发病第一时间求助"120"，导致梗死范围扩大；他也没及时配合医生进行手术，延迟了血管开通时间。
- 但也有些值得学习的经验：选择了"120"急救系统而不是自行送院，最大程度地保障了患者的安全；术后遵照医嘱进行康复训练，循序渐进获得最大成效。
- 在我国，每 1 分钟就有 15 人死于急性心肌梗死[1]，如果能够及早、完全开通堵塞的血管，恢复心肌供血，可以明显缩小心肌梗死面积，改善患者预后。因此，急性心肌梗死的救治，关键在于与时间赛跑，多争取 1 分钟，就有可能挽救一个生命。

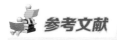 **参考文献**

［1］国家卫生健康委员会 . 2018 中国卫生健康统计年鉴 . 北京：中国协和医科大学出版社，2018.

致命性胸痛应该拨打急救电话！

前文提到，心肌梗死最典型的症状就是胸痛，但是，这是什么样的疼痛呢？是像针刺那样，还是像石头压着那样呢？是暂时的，还是持续的呢？出现胸痛，这不是小事，致命的胸痛究竟是什么样子？本篇来详细说一说。

七点辨识心肌梗死胸痛

出现什么样的胸痛应该考虑是心肌梗死？临床上常常参考七方面的情况[1]：

（1）胸痛位置：典型的心肌梗死胸痛位于胸部正中（胸骨后）或者胸部中间偏左（心前区）的位置，但并不局限于胸部，很多患者可放射至背部或左前臂内侧。

（2）胸痛性质：出现胸部闷痛、压迫感或憋闷感。

（3）胸痛程度：剧烈疼痛，甚至有濒死感。

（4）胸痛时长：疼痛持续超过 30 分钟。

（5）缓解方式：通过休息或含服硝酸甘油无法缓解。

（6）胸痛诱因：常见诱因包括劳累、情绪激动、气候骤变、饱餐等等。

（7）伴随症状：多伴有大汗淋漓、面色苍白、恶心呕吐、极度虚弱等症状。

其他胸痛也致命

除了大家熟知的心肌梗死会出现胸痛，还有三种致命疾病也可能出现急性胸痛：

第一种，主动脉夹层[2]

如果突发胸痛，而且一开始疼痛就很剧烈，感觉为撕裂样或者刀割样锐痛；位置在前胸、背部，或者腹部；同时还摸不到脉搏，这时候，应该高度怀疑主动脉夹层。

第二种，肺栓塞

整个胸部感觉闷痛，持续不能缓解，同时伴有呼吸频率突然加快，甚至呼吸困难、咯血、乏力、晕厥、猝死。如果患者为老人、孕妇，以及长期卧床、近1个月做过手术、癌症、下肢静脉血栓人群，若突然出现上述情况，应该警惕发生肺栓塞。

第三种，张力性气胸

突发胸痛，感觉为尖锐性疼痛，并且呼吸困难，缺氧严重的患者会出现嘴唇发紫，皮肤发青，甚至窒息。张力性气胸常见于吸烟、慢性阻塞性肺疾病、肺纤维化、肺结核等病史的人群。

何时拨打"120"

上面按照不同的疾病讲述了胸痛的特点，如果出现胸痛，在什么情况下应该立刻拨打"120"呢？为您总结了下面三种情况：

第一种，高血压、高脂血症、糖尿病、冠心病等心血管疾病高危患者，突然出现持续的、难以缓解的胸痛症状。

第二种，胸痛伴有意识改变、呼吸困难或者咯血的患者。

第三种，长期卧床或者长途旅行者，突发持续胸痛。

以上致命性胸痛一旦发作，一场与死神的竞赛就开始了，想要跑赢死神，首先要做的，就是拨打"120"，第一时间接受专业的救护指导。

　　除了致命性胸痛，生活中也有很多非致命性的胸痛，包括：有具体压痛点的胸痛；与呼吸相关的胸痛，常见呼吸时疼痛，屏住气疼痛就消失；超过 1 周的轻度胸痛；以及针刺样胸痛。这些胸痛情况相对没那么紧急，你可以选择自行到医院常规就诊。

 健哥小结

- 胸痛，可以由多种疾病引起，可以从胸痛的部位、性质、程度、时长、缓解方式、诱因和伴随症状来判断是否为致命性胸痛，如果是，应该立刻拨打"120"，如果不是，大家可以自行到医院就诊检查。

- 致命性胸痛很可怕，但生存的机会只留给有准备的人，而医学科普知识储备也是一种准备。

 参考文献

［1］中华医学会急诊医学分会，中国医疗保健国际交流促进会胸痛分会.急性胸痛急诊诊疗专家共识.中华急诊医学杂志，2019，28（4）：413-420.

［2］中国医师协会心血管外科医师分会大血管外科专业委员会.主动脉夹层诊断与治疗规范中国专家共识.中华胸心血管外科杂志，2017，33（11）：641-654.

硝酸甘油——小药丸大作用

硝酸甘油在 1847 年被发现之后经历了 30 年，才从军工炸药变身心脏病良药，那时候，医生们虽然知道硝酸甘油可以扩张冠状动脉、改善心脏供血，但却并不知道它的作用机制是怎样的。这个谜题困扰了科学家一百多年，直到 20 世纪 80 年代才被揭晓。

是一氧化氮吗？

自从硝酸甘油用于缓解心绞痛，它起效的机制就一直令人好奇，可经过了一个世纪，都没有什么实际进展。

直到 1977 年，美国药理学家穆拉德在研究治疗心绞痛的硝酸甘油和其他硝酸盐类物质的药理作用时发现，这些药物都可以释放出一氧化氮（NO）气体。他推测：一氧化氮气体分子可能有信号传递的作用，并因此松弛血管平滑肌，缓解心绞痛症状[1]。

可是，由于穆拉德缺乏直接的实验证据来证实推测，也没在权威的医学杂志上发表文章，因此他的发现和假说没有得到足够的重视。

可能是一氧化氮？

与此同时，美国血管生理学专家弗契哥特也在研究乙酰胆碱对血管的影响，他发现，乙酰胆碱只能使内皮细胞完整的血管扩张，因此，弗契哥特推测内皮细胞在乙酰胆碱的作用下会释放一种刺激血管扩张的物质，他把这种物质命名为"内皮细胞松弛因子"。

由于弗契哥特的论文在学术界引起了广泛关注，于是，关于该物质的研究开始风靡全球。1986 年，弗契哥特和另外一位美国药理学家伊格纳洛根据硝酸甘油的研究发现，这种物质的化学性质和一氧化氮十分相似，因此他们也猜测，这种物质可能是一氧化氮[1]。

就是一氧化氮！

实践证明，想证实是还是不是，要比证实是什么容易得多。

就在 1987 年 6 月 11 日，英国科学家孟卡达在权威医学杂志《自然》（*Nature*）发表的实验证实，内皮细胞松弛因子就是一氧化氮[1]！

这完全颠覆了当时已知的理论，当时认为的体内信息传递物质仅限于蛋白质等分子量较大的物质，而穆拉德、弗契哥特和伊格纳洛三位科学家却预测并发现，像一氧化氮这样的气体竟然可以作为机体的信息分子调节细胞的功能，这个发现具有非凡的意义！因此，他们三位在 1998 年被授予诺贝尔生理学或医学奖[2]。

所以，硝酸甘油的作用机制谜底是：当人体摄入硝酸甘油后，硝酸甘油代谢为一氧化氮，调节平滑肌的收缩状态，引起血管扩张。

具体来说，硝酸甘油可以使全身的小静脉扩张，这样，就减少了回到心脏的血液量，为心脏的工作"减负"；而且，硝酸甘油还有较弱的扩张小动脉的作用，使血压下降，耗氧量降低，减少心脏的"需求量"；同时，硝酸甘油可以显著地舒张狭窄的冠状动脉，改善缺血区域的血流供应，增加心脏的"供给量"。就这样"多管齐下"，硝酸甘油达到治疗冠心病心绞痛的作用。

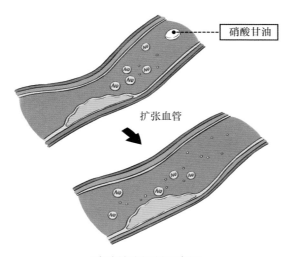

硝酸甘油机制示意图

健哥小结

- 本篇介绍了硝酸甘油作用机制的发现过程，穆拉德提出假设，弗契哥特和伊格纳洛进一步推测和证实了一氧化氮的作用。
- 硝酸甘油进入人体，通过代谢为一氧化氮来扩张血管，为心脏减负、降需并增加供给，从而缓解了心绞痛的发作。
- 科学家这种不断探索，勇于假设，并且孜孜以求的科学精神，才是发现硝酸甘油作用机制的关键因素。

参考文献

[1] Marsh N，Marsh A. A short history of nitroglycerine and nitric oxide in pharmacology and physiology. Clin Exp Pharmacol Physiol，2000，27（4）：313-319.

[2] 杨挚鹰，禹宽平.一氧化氮的发现引起的思考——评1998年诺贝尔医学奖.医学与哲学，1999，20（2）：34-35.

"心梗"了，别让你的"无知"耽误病情！

最近遇到两例急诊病例，同样的疾病结局却截然不同，令人唏嘘不已。

事情是这样的，一位是65岁、患冠心病多年的老大爷，某天突发胸痛，家人急忙拨打"120"送到附近医院，诊断为急性下壁心肌梗死，在50分钟后（距发病不到2小时）成功开通堵塞的冠状动脉血管，患者症状消失，转危为安。而另一位是一个年轻小伙，外出游玩时突发胸痛，由于不了解附近医院的医疗水平，家人驱车15小时将其送回省会重点三甲医院，诊断同样是"急性下壁心肌梗死"，尽管也紧急进行了介入手术治疗，但因耽误太久、病情危重，术后住院近1个月才得以出院，而且心脏功能下降，对今后的生活都有影响。

为何同样是心梗，65岁的老人可以转危为安，而年轻小伙却差点搭上性命呢？其实，追根究底是两人在发病时的处理方式不同。如果年轻小伙不舍近求远，在病发之初就得到积极治疗的话，也许结局会完全不同。

心肌梗死救治，"时间就是生命"

对于急性心肌梗死这样的疾病，我们常说"时间就是心肌，时间就是生命"。研究发现，冠状动脉闭塞20～30分钟受其供血的心肌有少数坏死，闭塞180分钟时可有60%的心肌坏死，闭塞时间延续到360分钟时心肌坏死率可达70%～80%[1]。

因此，对于急性心肌梗死患者治疗最重要的目标是恢复缺血心肌的血流灌注。时间不等人，从发病到治疗，时间越短，心肌坏死的范围越小、程度越轻，救治的希望也就越大。

急性心肌梗死常见误区

其实，临床中因为患者的错误认知导致延误治疗的例子比比皆是。这里要提醒大家：当自己或是周围人出现疑似急性心肌梗死的症状时，切记避免以下四种错误做法。

（1）扛着不去医院：急性心肌梗死是一种急症、危症、重症，一旦发生，随时都可能引起猝死。出现胸痛、胸闷、气短等症状时，尤其是本身就有基础疾病的患者更应高度怀疑是否是急性心肌梗死，及时拨打"120"，切勿硬扛。

（2）舍近求远、耽误抢救时间：我国冠心病患者数量庞大，医生对心肌梗死救治的经验日趋丰富。近年来，随着全国"胸痛中心"的大力建设，有条件救治心肌梗死的医院越来越多，此时最为关键的就是争取抢救时间，而不是舍近求远寻求更高级别的医院救治。

（3）自行去医院：如果出现疑似心肌梗死的症状，应在第一时间拨打"120"急救电话。由"120"急救系统运送患者，是最安全、最快捷的转运方式。路途中如果出现病情变化，也有专业人员进行处理。此时千万不要自行去医院，以免不正确地搬运患者加重病情。

（4）犹豫不决，不相信医生的专业判断：每位医生都希望尽最大可能救治每一位患者。他们一定会用最专业的知识，来判断最佳的救治方案。而患者和家属应给予医生足够的信任，积极配合医生，为动脉开通赢得宝贵的时间。

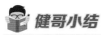

- 急性心肌梗死是随时"夺人性命"的急症、危症、重症，救治关键在于尽早恢复缺血心肌的血流灌注。
- 所有延误救治时间的行为都不可取，应尽最大可能及时入院，配合医生积极救治。

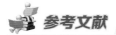

[1] 郭路芬，彭亚光，李庆祥，等. 急性心肌梗死发病至就诊时间与预后的关系. 中华心血管病杂志，2007，35（1）：40-43.

抢救心肌，"快"就是王道！

急性心肌梗死起病急、发展快，容易造成患者残疾或死亡的严重后果。对于急性心肌梗死的救治，最为关键的就是"与时间赛跑"，尽快恢复堵塞动脉的血供，减少心肌细胞的坏死，避免心脏功能的严重破坏。

"失去的"心肌，就真的是失去了

人体是个奇妙的生命体，在你肉眼看不到的地方，几乎所有的组织细胞都在悄无声息地更新换代。旧的细胞不断凋亡，而新的细胞也不断产生。比如胳膊不小心磕破一层皮，过几天就会长好，甚至不会留瘢痕。这是因为表皮细胞具有较强的可再生能力，所以皮肤受损后还能"重生"。可是也有例外，比如心肌细胞，一旦坏死就不可逆转。急性心肌梗死患者即使生命被挽救，但坏死的心肌细胞却永远无法挽回。

那么，心肌细胞大量坏死后会带来什么样的后果呢？

发生心肌梗死时，由于心肌细胞数量的骤然减少，导致血流动力学出现障碍，会激活交感神经，以及肾素-血管紧张素-醛固酮系统（RAS）、内皮素（ET）等因子来维持正常的心脏功能。在疾病早期，这些变化是一种机体适应过程，有利于正常心脏功能的维持；但是长期作用则会产生一系列变化，如心肌扩张、肥大、间质纤维化等，进而发生心室重构，甚至导致心力衰竭出现。这也是心肌梗死会遗留诸多后遗症的原因所在，仿佛触发了多米诺骨牌效应一般。

时间就是心肌，时间就是生命

之所以急性心肌梗死时会发生心肌细胞的坏死，就是因为为心肌细胞供应血液和氧气的"营养通道"——冠状动脉发生了堵塞。冠状动脉闭塞20分钟以内，缺血的心肌如果能得到再次供血，就可以修复；若闭塞20分钟以上，缺血的心肌细胞就开始出现不可逆转的坏死；如果血管在闭塞3小时以内得到恢复，梗死的面积将减少20%。如果延迟到6小时以后再恢复血流，梗死血管所负责区域的心肌细胞将永久性坏死[1]。因此，临床常常强调"时间就是心肌，时间就是生命"。每耽误1分钟，就意味着更多心肌细胞坏死。

对于急性心肌梗死患者，尽早进行再灌注治疗是减少梗死面积、保护心功能，最终降低病死率的最有效方式。血管开通时间越早，则挽救的心肌细胞越多。目前，再灌注治疗中较为常用的方式有药物溶栓治疗、经皮冠状动脉介入治疗（PCI）及冠状动脉旁路移植术（CABG）。至于选择何种治疗方式，由专业医师来决定。作为患者本身或是家属，唯一的选择就是尽早就医，配合医生，避免无谓的时间耽误。

健哥小结

- 不同于表皮细胞的再生能力，心肌细胞一旦坏死就不可逆转。
- 减少急性心肌梗死所致的病死率，首要任务就是尽快恢复堵塞血管的血供，避免心肌细胞大面积坏死。
- 血管开通时间越早，挽救的心肌细胞越多，对心脏功能的损害越小。

 参考文献

［1］Zaret B L，Beller G A. Pathophysiologic Basis of Hibernating Myocardium. //Clinical Nuclear Cardiology：State of the Art and Future Directions. 4th ed. London：Mosby，2010.

碰到心肌梗死，这九个误区别再犯！

心肌梗死是"要命"的急症、重症，但是，在面对疑似心肌梗死的情况时，不少人会走进误区，本篇就来看一看。

误区一，没胸痛就不是心肌梗死？不一定！

胸痛，是急性心肌梗死最典型的症状，这种疼痛表现为胸部正中或者偏左侧出现压榨性的疼痛，就像一块巨石压在胸口。患者往往还会伴随着大汗淋漓，几分钟就全身湿透。

当然，出现以上症状，并非100%就是心肌梗死，而没有这些症状，也不意味着肯定不是心肌梗死。

事实上，有些急性心肌梗死患者确实没有胸痛，他们可能会出现自下颌往下，到腹部往上，这个范围内某些部位的疼痛或者不适，比如下牙痛、下颌痛、肩膀痛、胃痛等。如果上述部位出现没有诱因的持续疼痛，一定要去医院就诊。

误区二，心肌梗死必须服用硝酸甘油？不是的！

硝酸甘油可以扩张冠状动脉，改善由于冠状动脉痉挛或者狭窄导致的心绞痛，可要发生心肌梗死时，血管被血栓完全堵塞，这时候服用硝酸甘油对缓解胸痛的作用可能不明显。

需要了解的是，有些患者不能服用硝酸甘油，比如患有青光眼、低血压、脑出血、颅内压升高、心率过慢或过快（< 50次/分或> 100次/分）、对硝酸甘油过敏，或者在24小时内服用过西地那非（俗称伟哥）等情况。

因此，如果患者出现胸痛、胸闷，而且没有上述禁忌证，可以舌下含服硝酸甘油，每次1片，效果不佳5分钟后再服1次，服用不要超过3次。

误区三，心肌梗死一定要去就近的医院？错误！

心肌梗死救治的核心在于尽快开通堵塞的血管，选择医院既要考虑距离，同时也要考虑医院的救治能力。医院门口或者急诊室有"胸痛中心"字样的医院，具备心肌梗死救治能力，不仅建立了快速诊疗通道，还有心脏介入能力，患者能够得到更及时更有效的救治。如果附近没有胸痛中心，那就应该去就近医院进行紧急处理，比如溶栓，然后再考虑转运至有条件的医院。

误区四，找救护车耽误时间，不如自行去医院？错误！要打"120"！

有些人认为等待救护车比自己开车去医院更耽误时间，其实，这样做是很危险的。急性心肌梗死患者随时都有生命危险，如果自行前往医院途中出现紧急情况，没有任何救治能力和设备的情况下，很可能出现严重后果。在救护车上，有专业救治人员和设备的保障，可以更安全地转运患者。

因此，怀疑发生心肌梗死，应该第一时间拨打"120"，乘坐救护车前往医院。

误区五，到了医院还要去门诊等待候诊吗？千万不要！

有些患者出现胸痛，已经自行来到了医院，却还去门诊挂号候诊，这样做，等于把心肌梗死的抢救时间白白浪费了。

心肌梗死救治不能等，到了医院必须挂急诊。作为胸痛中心的医院，对胸痛患者开设绿色通道，患者的检查和诊治都应该在规定时间内完成，一般要求在10分钟内完成首份心电图检查，20分钟内完成心肌梗死的血液标志物检查，30分钟内完成胸部CT和心脏超声检查。

因此，怀疑心肌梗死，必须到急诊争分夺秒地进行救治。

误区六，心肌梗死拍打胳膊肘、用力咳嗽可以救命？错误！

网络上有传言，发生急性心肌梗死时，可以通过拍打患者的胳膊肘，或者让患者用力咳嗽来疏通血管堵塞。

这是非常错误的！

心脏一刻不停地跳动，它是全身最需要供血的部位之一，而发生心肌梗死时，给心脏供血的血管中有一处完全堵塞了，一部分心肌细胞得不到血液供应，出现缺血甚至坏死。这时候，如果拍打胳膊肘，疼痛会使心率加快，用力咳嗽也会增加心脏负担，这样做不仅不能缓解病情，还会使病情加重，甚至引发心搏骤停。

误区七，心肌梗死患者喝点水可以缓解病情？不是的！

有些人看到亲友出现胸痛、胸闷，想着让他们喝点水，拍拍后背可能会舒服一些，殊不知这是错误的。

发生心肌梗死，首先应该让患者安静休息。让他们坐起来喝水或者如厕等，都需要心脏花费更多力气给身体其他部位泵血，加重心脏负担，使心肌梗死病情更加严重。而且，如果患者意识不清，喝水还很容易导致误吸，造成吸入性肺炎甚至窒息。

误区八，心肌梗死患者摔倒了，要赶紧扶起来？错误！

有些患者出现心肌梗死，可能由于胸痛倒地，这时候，很多热心的人会过去把患者扶起来。

这个行为出发点是好的，但作为救治行为则是错误的。

有个笑话说，"在哪里摔倒，就在哪里躺下"，这个用在心肌梗死患者还真合适。如果发现疑似心肌梗死患者，只要所在的位置没有安全问题，可以让患者就地平躺，或者在有靠背的地方坐下，让患者放松、休息。然后马上拨打"120"寻求急救。

误区九，医生建议放支架时犹豫不决。应该马上手术别纠结！

患者已经送到医院，应该听从医生的建议，配合医生的检查和治疗。犹豫、等待，只会让病情进一步加重。我们还要重申，"时间就是心肌，时间就是生命"，只有分秒必争地开通堵塞的血管，比如急诊冠脉介入手术，让血流恢复通畅，才能尽可能地保住更多心肌细胞，尽可能地保留心脏功能。

 健哥小结

- 急性心肌梗死一旦发作，意味着一场与死神的竞赛开始了，想要跑赢死神，就必须争分夺秒。
- 心肌梗死不一定出现胸痛，如果没有诱因出现持续的牙痛、胃痛、肩膀痛，伴随大汗淋漓、胸闷等症状，需要警惕。
- 一旦发生急性心肌梗死，尽快开通血管是关键，首先应该让患者在安全的地方安静休息，然后马上拨打"120"。
- 不可自行前往医院；更不应该到门诊就诊；拍打胳膊肘、用力咳嗽、喝水、如厕等行为，会加重心肌梗死病情。
- 听从"120"医生指导，到就近的胸痛中心医院就诊，积极配合医生治疗，这样才是挽救患者的正确做法。

冠心病患者如何安全出游？

不少患者咨询过我，患上冠心病还能出游吗？出游时需要注意些什么？本篇就来说一说。

其实，冠心病患者能不能外出旅游，关键要看心脏功能情况，是否存在心肌缺血表现，以及旅游前是否做好了准备工作。

哪些情况不建议坐飞机

冠心病患者在出行之前，应该找医生进行一次全面的检查，医生将根据你的症状和检查结果综合判断是否适合外出旅行。飞机是很多人首选的旅游交通工具，但在高空飞行时，由于舱压低、含氧量低、湿度低，很可能给心脏病患者带来健康风险。如果您有下列情况，不建议乘坐飞机：

（1）2周内发生过心肌梗死。

（2）不稳定型心绞痛尚未控制。

（3）2周内接受了冠脉介入治疗，若为简单病变且没有并发症，可遵医嘱考虑短距离出行。

（4）过去3周内接受过心脏外科手术或瓣膜介入治疗。

（5）心功能4级心力衰竭或失代偿性心力衰竭。

（6）未控制的室性或室上性心律失常。

（7）患有艾森门格综合征，这是一种由各种先天性心脏病逐渐发展后导致的临床综合征。

（8）肺动脉高压未得到有效控制。

（9）有气胸者，比如在接受心脏大手术后出现气胸。

建议心脏病情况不稳定者将出行计划延后，急性心力衰竭患者出院后应至少康复6周再去旅行；即便病情稳定者，也应在出发前4～6周去医院评估风险；如果是置入心室辅助装置的患者，出院且康复后再考虑旅行；接受心脏移植手术者，1年后且病情稳定时再考虑旅行；安装埋藏式心脏复律除颤器或接受心脏再同步化治疗的患者，最好出院2周病情稳定后再考虑远行。

冠心病患者出游注意事项

那么，冠心病患者出游需要注意什么呢？包括以下五个方面：

（1）旅游地点：尽量避免到高原、极寒地区，或者过于炎热和潮湿的地方旅游，人员拥挤的大城市也不适合冠心病患者游玩。应该选择气候宜人，空气新鲜的地方。

（2）旅游项目：无论是自己出游还是跟旅行团出游，应该选择路途较近、劳逸结合的项目，避免徒步、爬山、划船这些可能导致过度疲劳的项目。

（3）交通工具：对交通工具没有限制，但无论是飞机、火车或是自驾出行，千万别久坐，每隔 1～2 小时站起来走动和伸展肢体，避免发生下肢静脉血栓。

（4）出行攻略：了解具体行程安排，合理规划休息时间，根据当地天气情况准备衣物，了解当地饮食习惯选择膳食，选择住宿地点不应离医院太远，以免寻医不便。

（5）必备物品：包括自己的病情简介，常规需要服用的药品；应随身携带冠心病急救用药，还应该准备好治疗感冒、胃肠不适、轻微外伤等常见病的药品。

健哥小结

- 冠心病是否影响外出旅行关键在于心脏功能，刚接受手术或者心脏功能较差的患者，暂时不建议旅行。
- 如果患者没有上述情况，应该在出行前做好准备，选择合适目的地、游玩项目和交通工具，做好出行攻略，准备好出行物品，则可以放心出行。
- 冠心病患者不能来一场说走就走的旅行，做好充分准备才会使旅行更加快乐、更加安全！

冠心病患者旅途中突发心肌梗死怎么办?

在众多心脏疾病患者中,冠心病患者无疑是发生急性事件的高危群体,上一篇介绍了冠心病患者出游前的准备,要是冠心病患者在旅行途中突然发病,应该怎么急救呢?

怀疑心肌梗死怎么办?

这里说的心脏急性事件,主要是指急性心肌梗死,如何辨别是否发生心肌梗死在本书前面有详细论述,这里不再赘述。

如果与你同行的家人,或者朋友出现疑似心肌梗死的症状,但还没到 30 分钟,可以按照以下步骤进行急救。

首先,让患者停止一切活动,在保证安全的情况下就地安静休息,如有带靠背的椅子可以使其坐着,没有的话可以躺着,只要患者觉得舒服就行,尽量让患者平静,避免激发患者的紧张情绪。

其次,立刻舌下含服硝酸甘油,如若 5 分钟内症状没有缓解,可以再次含服,但是,不能超过 3 次。如果有条件,可以让患者吸氧。

如果 15 分钟内连续服用 3 次硝酸甘油仍然无效,或胸痛剧烈,应立刻拨打"120"急救电话呼救。

如果患者意识突然丧失,呼吸、心跳停止,应该立刻开展心肺复苏。

胸外按压的正确姿势是交叉两手掌根在患者胸部正中(两乳头连线中点),连续快速用力按压 30 次,之后人工呼吸 2 次,这样循环进行,直到患者呼吸、心跳恢复,或者医护人员

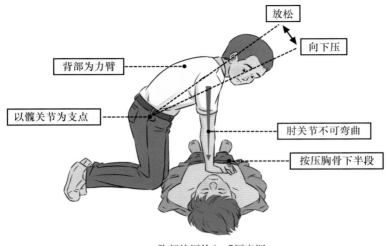

放松

向下压

背部为力臂

以髋关节为支点

肘关节不可弯曲

按压胸骨下半段

胸部按压约4～5厘米深

心肺复苏示意图

到来才能停止。

如果附近有自动体外除颤仪（AED），应该马上取来，在心肺复苏的间歇进行除颤。

心肌梗死重在预防

心肌梗死对患者是致命的，因此，即使在旅途中也需要注意心肌梗死的预防，包括以下三个方面。

（1）避免过度劳累，保证睡眠时间：出游舟车劳顿，打乱生活作息，会导致血压升高，加重心肌缺血。

（2）避免情绪过度兴奋：情绪激动时，会使心跳加快、心肌耗氧量增加，容易诱发心绞痛，甚至心肌梗死。

（3）避免暴饮暴食：当冠心病患者摄入大量高脂食物，会增加心脏负担，使心脏自身血流量减少，容易诱发心肌梗死。

健哥小结

- 冠心病患者是心肌梗死的高危人群，旅途同行的家人或朋友需要了解相关的急救知识。
- 当患者出现胸痛，而且疼痛的位置、性质、程度、时长等符合心肌梗死的表现，需要马上开展急救，具体包括停止活动、含服硝酸甘油、拨打"120"、心肺复苏等。
- 冠心病患者在旅途中需要避免过度劳累、情绪激动、暴饮暴食，以免诱发心肌梗死。
- 了解这些急救知识，冠心病患者才能出行无忧。

猝死危急，AED "救" 在身边！

我国每年发生心脏性猝死 54.4 万例，其中九成以上发生在医院之外，而我国院外猝死生存率不足 1%。

"神器" 已备却不会用

猝死急救已经引起人们重视，在心搏骤停 4 分钟内进行有效的心肺复苏和电除颤，可以大大提高患者的存活率。目前，全国很多地铁车站、大型商场、运动场所、飞机场、火车站等场所已经完成自动体外除颤仪（AED）的配置，到 2022 年底前将实现重点公共场所全覆盖。

自动体外除颤仪（automated external defibrillator，AED），是用于抢救心搏呼吸骤停患者最为有效的急救设备，是帮助患者恢复心跳的"救命神器"。然而，即便 AED 操作十分简单，很多人对其仍然处于"三不"状态，即"不知道、不敢用、不会用"。本篇来聊聊 AED 怎么用。

AED 何时用及 AED 怎么用？

如果遇到有人晕倒，你可以按照以下步骤操作。

第一步，判断身边环境是否安全。

首先要确保自身安全，让患者在环境相对安全的地方接受急救。

第二步，判断患者意识、心跳、呼吸情况。

轻拍患者双肩，在患者两侧耳边呼唤，若无反应，判断为无意识。

用 2 根手指按压患者颈部外侧颈动脉，同时观察是否有胸廓起伏，6 秒内没有触及动脉搏动，也没有看到胸廓起伏，判断为心跳、呼吸停止。

若患者无意识，且心跳、呼吸停止，为心搏骤停，需要马上开始心肺复苏。

第三步，指定一人呼叫"120"，指定另一个人取 AED。

第四步，立刻进行心肺复苏。

让患者平躺在平坦而坚实的平面上，施救者两手交叉紧扣，掌根放在两乳头连线的中点，肘部不能弯曲，快速用力向下按压 5 ～ 6 厘米，以每分钟 100 ～ 120 次的频率进行匀速按压。

检查口腔是否有异物，如有应先抠出异物。一手让患者仰头，一手托起下巴，捏住鼻子，施救者嘴巴包住患者嘴巴，吹气。每做 30 次胸外心脏按压，交替进行 2 次人工呼吸，作为心肺复苏 1 个循环。

第五步，使用 AED。

取到 AED 后，可在胸外按压的循环间歇进行除颤，具体步骤如下：

①掀开盖子，打开电源；

②解开患者上衣，按语音提示将电极片贴在其胸前皮肤上；

③将电极片导线插入 AED 主机；

④ AED 自动分析心律，这时任何人不要接触患者，若分析为"可以电击"，机器会自动充电；

⑤充电结束后，根据提示按下"电击"按钮，完成电击；

⑥电击结束后，立即进行有效心肺复苏；

⑦每 2 分钟 AED 主机会进行自动分析，若有必要会再次建议电击。

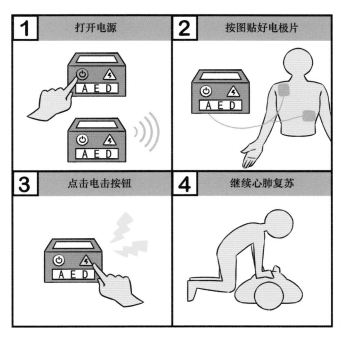

AED 使用示意图

AED 使用注意事项

在使用 AED 时，需要注意以下 3 点：

（1）当 AED 在分析心律以及准备电击时，要提醒所有人不要触碰患者，避免受到伤害。

（2）抢救过程中不要频繁中断胸外按压，如果患者恢复心跳，AED 将提示"停止按压"，否则应保持按压至医护人员到场。

（3）即使你没有接受过专业的医疗培训，使用时也不用惊慌。AED 具备自动分析和语音提示功能，按照提示进行操作即可。

 健哥小结

- 遇到心搏骤停患者，马上进行心肺复苏和电除颤，可以大大提高猝死患者生存率。
- 自动体外除颤仪（AED）使用非常简易，按照语音提示操作即可。
- 更多人掌握急救知识，紧急时刻出手相助，才能让"救命神器"发挥"神效"。

第三节　发起攻击

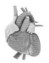

治疗冠心病的"三驾马车"

冠心病，也就是冠状动脉粥样硬化性心血管疾病，是指由于冠状动脉发生动脉粥样硬化病变而引起狭窄或阻塞，造成心肌缺血、缺氧或坏死而导致的心脏疾病。我们常说治疗冠心病有"三驾马车"，是指冠脉介入治疗（介入手术）、冠脉旁路移植术（搭桥手术）和药物治疗这三种治疗方法。

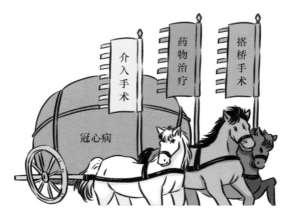

冠心病治疗的三驾马车

内功、外功和基本功

第一驾马车，是冠脉介入治疗，它就像武功中的"内功"，是一种微创的血管介入手术。该手术通过外周动脉，一般选择手腕处的桡动脉，或者大腿根部的股动脉，从一个小切口穿刺，在 X 线的帮助下，通过导管将冠脉支架送到冠状动脉的病变处，使冠脉支架膨胀并放置在病变的血管壁，起到支撑血管、恢复管腔通畅的作用。

而冠脉搭桥手术是第二驾马车，更像武功中的"外功"，它不是在病变的血管"里面"治疗，而是通过"搭桥"来恢复血管的通畅。冠脉搭桥手术，医学名称是冠状动脉旁路移植术，这个"旁路"，意思就是此路不通，另改他路。具体来说，冠脉搭桥手术，就是从患者身上取一根血管作为"桥梁"，绕过冠脉狭窄或者阻塞性病变，并与远端冠脉缝合，从而使血液绕过病变处，通过这架"桥梁"进行供血。冠脉搭桥手术常用的血管有胸骨旁边的乳内动脉，前臂的桡动脉，以及腿上的大隐静脉。

第三驾马车，也就是药物治疗，在武功里面它更像是"基本功"。要练武，扎马步可不能少，它是所有"内功"和"外功"的基础。而药物在冠心病的治疗中同样处于基础地位，可以说，不进行药物治疗，那么冠脉介入治疗和冠脉搭桥手术就只是"空中楼阁"，失去了根基。因为无论是冠脉介入治疗，还是冠脉搭桥手术，都是针对局部病变的治疗方法，它可以疏通一条甚至几条血管，但不能把冠心病治愈。而药物，可以改善血管的健康状况，预防再次发生急性事件。因此，药物治疗是冠心病治疗中不可或缺的一部分[1]。

因此，这三种治疗方法，并没有哪种更强的说法，冠心病治疗要讲究个体化，患者的治疗策略是基于冠脉病变的特点、病情的轻重，以及合并疾病等情况来综合决定，老话说得对，合适的就是最好的！

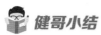 **健哥小结**

- 目前临床治疗冠心病有三种主要治疗方法，包括冠脉介入治疗、冠脉搭桥手术和药物治疗。
- 冠脉介入治疗和冠脉搭桥手术类似武功中的"内功"和"外功"，是针对冠脉局部病变进行治疗，但冠心病治疗离不开药物治疗，药物治疗是其他治疗的基础。
- 三种治疗方法没有强弱之分，医生会根据患者的具体情况推荐最合适的治疗方法。

参考文献

［1］中华医学会心血管病学分会介入心脏病学组，中华医学会心血管病学分会动脉粥样硬化与冠心病学组，中国医师协会心血管内科医师分会血栓防治专业委员会等 . 稳定性冠心病诊断与治疗指南 . 中华心血管病杂志，2018，46（9）：680-694.

冠脉支架术是如何完成的?

冠脉支架术，医学上称为"经皮冠状动脉介入治疗"，是指通过心导管技术疏通狭窄甚至完全闭塞的冠状动脉管腔，从而改善心肌供血的治疗方法。但是，你知道冠脉支架术是怎样进行的吗? 这枚小小的支架又是怎样放进冠状动脉的呢?

冠脉支架分几种？

临床上应用的冠脉支架自20世纪80年代出现，经历了金属裸支架、药物洗脱支架和生物可降解支架三次重大改革。

目前最常用的支架是药物洗脱支架，这种支架是在由镍钛或者钴铬合金通过激光雕刻成型的网状金属管表面涂覆一层可以抑制血管内膜过度增生的药物，支架放置在血管病变处扩张后，可以支撑起血管，防止血管弹性回缩，冠脉病变（斑块）就被挤压到血管壁，使冠脉管腔恢复通畅。

冠脉支架非常细小，一般长约几厘米，直径为2～4毫米，根据长度和直径分为不同的型号，可以满足患者体内不同粗细的血管和病变长度。

冠脉支架术怎么做？

冠脉支架术是一个微创的血管介入手术，由于人体全身的血管都是相通的，换句话说，上肢或者下肢的血管，都会直接或间接与心脏表面的冠状动脉相连，因此，通过外周动脉，就可以将冠脉支架送到冠状动脉的病变处。

具体来说，冠脉支架术一般需要进行五个步骤。

第一步，局部消毒和麻醉，一般选择手腕上的桡动脉或者是大腿内侧的股动脉处进行穿刺，并在血管里置入动脉鞘管，这是进行造影前的准备工序。

第二步，将造影导管或导引导管（用于治疗的导管）从鞘管插入，医生操作导丝，使其从外周动脉抵达冠状动脉的开口，由于血管里没有痛觉神经，因此这个操作过程不会产生痛感。

第三步，导管到达冠状动脉开口之后，需要向导管注入适量造影剂（碘制剂），并通过X线透视来显影，医生可以即时看到冠脉病变的具体位置、长度、特点等情况。

　　第四步，如果确定冠脉存在狭窄性病变，而且患者家属同意进行介入治疗后，就要开始最重要而复杂的一步。医生将通过导引导管送入一根如发丝一样细，但是很长、很软的导引导丝，导丝进去前还需要塑形，这样医生才能通过手法操作来控制它穿行在冠脉内并最终抵达病变血管处。导引导丝的开路，为后续的治疗导管铺设了平顺的轨道。

　　之后，需要把合适的球囊导管送达病变部位，将球囊膨胀并扩张狭窄的病变部位，这样就完成了对冠脉病变的预处理；接着，再把合适尺寸的冠脉支架球囊送到病变部位，再次加压使球囊导管膨胀，冠脉支架完全膨胀后，血管狭窄处就会变宽，最后，给球囊放气，支架保持撑开状态并放置在血管壁上，撤出球囊，这样就完成了对冠脉病变的治疗过程。

　　第五步，待冠脉造影确定手术成功后，先后撤出导引导丝和导引导管，最后拔出动脉鞘管，采用局部加压的方法进行局部止血。

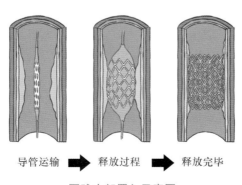

导管运输 ➡ 释放过程 ➡ 释放完毕

冠脉支架置入示意图

心之所向

健哥小结

- 冠脉支架术主要包括五个步骤，整个操作过程既简单又复杂，但是每个操作都需要医生按章操作，谨慎实施，不容有失。
- 冠脉支架术与搭桥手术相比，创伤较少，同时安全性较高，是冠心病的治疗方式之一。
- 进行了冠脉支架术的患者并不能一劳永逸，还需要配合药物治疗，才能避免病情的再次加重。

冠脉"搭桥"是怎么回事儿？

近几天，老孟总是感觉胸口憋闷，特别是在吃饱饭或者追赶公交车时出现，怕是身体有什么情况，老孟到医院做了冠脉造影检查，结果发现冠脉病变很严重，在心内科和心外科医生共同商量后，告诉老孟需要做"冠脉搭桥手术"。

一听到要做手术，老孟变成了"老懵"，和家人商量来商量去，都没搞清楚这"冠脉搭桥"到底是怎么回事？本篇就来聊一聊冠脉搭桥这个事。

何谓冠脉搭桥？

冠心病常常具有"节段性"发病的特点，就好像咱们开车的时候，交通堵塞也往往发生在某个路段，通过了堵塞路段后，道路又恢复通畅。被堵在路上的时候，我们常常会想：如果自己的车有一双翅膀，直接飞过堵塞的路段，那该多好呀！

这个看起来不切实际的想法，却在 1960 年 5 月 2 日，在冠脉血管上实现了。这是由美国阿尔伯特·爱因斯坦医学院布朗克斯市立中心医院的罗伯特医生和迈克尔医生完成的壮举。他们从患者身上取下一条健康动脉，作为一道"血管桥"以金属环连接冠脉狭窄段的两端，尽管这次手术效果并不理想，但是这种"理想的翅膀"在日后实现了真正的翱翔。

1964 年，苏联心外科医生瓦西里·柯尔索夫，采用标准的外科缝合技术，成功地完成了世界上第一例标准意义上的"冠状动脉旁路移植"手术，其中"旁路"的意思就是——此路不通，另改他路。而且，柯尔索夫的手术方式被一直沿用至今。这个手术操作，在我国拥有一个非常亲民的名称——冠脉搭桥手术，因为手术的效果，确实就像在心脏表面架起了一座立交桥。

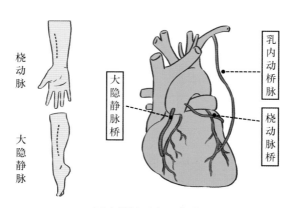

冠脉搭桥手术示意图

搭桥手术适合哪些患者？

针对不同的病变类型，冠脉搭桥手术的指征也有细微的差别。总体来讲，对于左主干病变（心脏的主要供血分支，再狭窄风险大），三支病变（病变血管较多，避免放置很多支架），

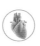

不适合介入治疗或置入支架后再狭窄的病变，合并糖尿病的多支病变，以及需要同时处理心脏其他结构病变的情况，我们推荐进行冠脉搭桥手术。

哪些血管可用作"血管桥"？

目前冠脉搭桥手术常用的血管主要有胸骨旁边的乳内动脉，前臂的桡动脉，以及腿上的大隐静脉。其中，左侧乳内动脉被称作"金桥"，因为多年的实践证明，左侧乳内动脉移植到前降支的这道桥，是通畅率最高的一支！

总体而言，动脉桥的长期效果要明显高于静脉桥，但是静脉桥的获取方式和长度优于动脉桥，因此，需要根据患者的实际情况进行权衡和选择。以目前的技术还不能使用人造血管进行搭桥手术。为了提高手术效果和患者术后的生活质量，目前搭桥手术也会考虑使用多动脉桥。

冠脉搭桥手术伤害大吗？

目前大多数冠脉搭桥手术还是开胸手术，但是，一部分合适的患者也会采取肋间小切口方式，该手术是在心脏的表面来操作，而不是解剖心脏，因此对心脏的损伤很小，而且手术的成功率很高，缓解胸痛症状效果也很好。但不可否认的是，开胸进行的冠脉搭桥手术，手术创伤较大，住院时间较长，术后恢复较慢，一般在1个月左右才能恢复正常生活。

在医生的细致讲解下，被诊断为糖尿病合并冠脉三支病变的老孟终于安心地接受了冠脉搭桥手术，术后2天，之前胸口憋闷的症状完全消失了。

健哥小结

● 冠脉搭桥手术属于外科手术，是以患者自身健康血管作为桥梁，使血流跨越冠脉狭窄的部位，从而缓解心肌缺血的治疗方法。

● 冠脉搭桥手术虽然创伤较大，但是效果很好，因此，冠脉搭桥手术仍是治疗冠状动脉狭窄、心肌缺血最有效的手段之一。

冠脉杂交手术，集支架和"搭桥"优势于一身

大家都听说过杂交水稻，通过不同稻种杂交提高质量和产量。不过，你知道吗？冠心病的治疗也有杂交的方式，称为冠脉杂交手术。

传统的冠脉介入治疗与外科手术

传统的冠心病治疗方式，可以总结为"三驾马车"：药物治疗、介入治疗和外科手术。这三种治疗方式被老百姓广泛熟知，药物是冠心病的治疗基石，若冠脉病变相对严重，就需要介入治疗或者外科手术来处理，然而两种方式各有利弊。

相对而言，介入治疗的优势是局麻操作，创伤小，只需要在手腕或大腿根部的动脉上扎针穿刺就可进行，介入治疗属于微创手术，患者术后恢复更快，并发症相对较少，但是有时会受到冠脉病变复杂程度的限制，而且对于药物（尤其是抗血小板药物）的要求更高。

外科手术主要包括搭桥手术，治疗多支病变有优势，一般可以一次性充分地解决病变，尤其是左侧乳内动脉移植到前降

支的搭桥，是目前公认处理前降支病变的最佳治疗方案，但是外科手术需要开胸、全身麻醉，手术时间较长，相对创伤更大，住院时间和恢复时间也相对较长，有些手术还需要依赖体外循环的支持。

创新的冠脉杂交手术

那么有没有一种治疗方式，能够集合介入治疗和外科手术的优势，同时规避它们的短板呢？

1996 年，英国学者安格里尼（Angelini）提出了"杂交手术"（Hybrid）的冠脉治疗方案，安格里尼团队在《柳叶刀》（Lancet）报告了 6 例冠心病多支病变的治疗结果，研究者给他们先实施经皮介入的支架置入治疗，然后使用微创切口对左前降支病变实施非体外循环下的搭桥手术。不过，由于微创外科手术操作困难，这种杂交手术的治疗方式在当时并没有得到广泛推广。

随着医疗技术的发展和进步，目前杂交手术方式治疗冠心病已经有了成熟和稳定的模式，针对部分存在多支病变的患者，心外科医生可以在一个仅有 5 ～ 6 cm 长的切口下，通过肋骨之间的间隙，完成左侧乳内动脉的获取以及前降支的搭桥手术；随后，在合适的时间，心内科医生在其他病变冠脉中置入支架。

简单地说，冠脉杂交手术，就是结合了微创小切口冠状动脉搭桥手术（外科技术）和经皮冠状动脉介入（内科技术）来治疗多支血管病变的冠心病患者，这样内外科结合、双剑合璧的方式，可以充分解决患者的冠脉问题。

杂交治疗方式，为一些传统手术风险高、冠脉病变复杂、介入操作困难的患者带来了崭新的治疗希望。在杂交手术治疗过程中，外科手术不用劈开胸骨，不依赖体外循环，手术时间相对短，能够充分地解决多支冠脉病变，而且整体药物需要量较少，病情恢复快，尤其是对于一部分高龄或者年轻的患者，从中获益更多，不需要长时间的看护，很快可以回归家庭生活，甚至回到工作岗位。

目前，冠脉杂交手术分为一站式和分站式手术。一站式杂交手术是指同时完成外科搭桥手术和内科支架治疗，患者无需经历两次麻醉，大大降低手术风险和术后并发症，但对手术者和手术室要求高，需要在专门的杂交手术室进行。而分站式杂交手术通常先完成外科搭桥手术，几天后在合适时机再进行支架介入治疗，这样的手术方式更易实现，而且术后出血风险更低。

健哥小结

- 冠脉杂交手术是指对冠心病患者同时或者分站实施介入治疗和微创冠脉搭桥手术。
- 冠脉杂交手术是摒弃短板、优势互补的创新治疗方式，取长补短，化繁为简，将成为冠心病治疗的"第四驾马车"，为患者带来更合适的治疗选择。

得了心脏病的你，为何不吃药？

2019 年《中国心血管健康与疾病报告》指出，我国心血管疾病患病率持续上升，据估算，目前我国有 3.3 亿人患有心血管疾病，按照 14 亿总人口计算，差不多每 4 位国人就有一位患病。而如何让这些患者高质量地带病生存，成为了重要议题。

二级预防现状不容乐观

当一个人已经患上心血管疾病，再进行治疗，其目的是控制病情和预防再次发生严重心血管事件，这在医学上称为"二级预防"。二级预防做好了，不仅能提高患者生活质量，还能降低心血管疾病的致残率和死亡率，减轻家庭和社会的负担。

在二级预防中，药物治疗是关键措施，主要包括抗血小板药物、他汀类药物、β受体阻滞剂（药名上带有"洛尔"）和血管紧张素转化酶抑制剂（ACEI，药名上带有"普利"）或者血管紧张素受体阻滞剂（ARB，药名上带有"沙坦"）。虽然国内外权威指南都强烈推荐这些药物作为二级预防的基础用药，但目前我国心血管疾病患者的二级预防药物使用率并不理想。

最近一项对我国超过百万人群的研究显示，应该进行二级预防的患者中，只有31.5%的患者服用抗血小板药物，11.0%服用他汀类药物，8.3%服用了抗血小板药物和他汀类药物，而在冠心病患者中，β受体阻滞剂和ACEI或者ARB的使用率都约为10%[1]。

从这些数据可以看出，大部分心血管疾病患者并没有使用药物进行二级预防。而且研究还指出，二级预防较少使用抗血小板药物或者他汀类药物的人群集中在年轻人、女士、烟民、饮酒者、没有高血压或糖尿病的患者，以及那些已经确诊心血管疾病2年以上的患者。

二级预防从我做起

要知道，已经诊断冠心病的患者发生心肌梗死的危险性是没有冠心病患者的5～7倍，而有效的二级预防可以使冠心病死亡率下降47%[2]，也就是说，服药后死亡风险可以下降一半！因此，二级预防措施非常关键和必要。

让更多患者参与二级预防，需要医生和患者的共同努力。

从医生层面看，特别是社区医生需要加强对疾病规范化管理的认识，这样才能手把手地教育和指导患者进行二级预防，目前，制定和推广基层版指南、医生培训等或能有助于提高二级预防比例。

从患者层面看，需要提高健康意识，可以从医院宣传、医生宣教等渠道了解疾病的危害和二级预防的必要性，积极参与疾病的自我管理，把心血管疾病的二级预防落实到生活中去。

健哥小结

- 据估算，我国目前有3.3亿心血管疾病患者，这些患者预防心血管疾病再发，也就是二级预防，尤为重要。
- 研究发现，我国心血管疾病患者二级预防药物的使用率非常低，仅三成患者服用抗血小板药物或者他汀类药物。
- 推动实施心血管疾病的二级预防，提高患者生存质量，降低心血管疾病死亡率，是医生和患者的共同责任。

参考文献

［1］Lu J，Zhang L，Lu Y，et al. Secondary prevention of cardiovascular disease in China. Heart，2020，106（17）：1349-1356. doi：10.1136/heartjnl-2019-315884.

［2］Ford E S，Ajani U A，Croft J B，et al. Explaining the decrease in U.S. deaths from coronary disease，1980-2000. N Engl J Med，2007，356（23）：2388-2398. doi：10.1056/NEJMsa053935.

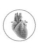

什么情况需要考虑置入支架?

冠心病介入治疗，是治疗冠心病的"三驾马车"之一，这种治疗方法是在导管检查的基础上，对患者发生病理改变的冠状动脉采用球囊扩张和支架置入等介入性手段，扩张狭窄或（和）闭塞的冠状动脉，达到治疗目的。因此，常见的冠脉支架置入术，也属于冠心病介入治疗的方法之一。

心脏支架挽救了无数人的生命，据统计，2020年全年冠心病介入治疗总病例数超过96万例，冠心病患者平均置入1.46枚支架。临床上，遇到什么情况需要考虑做冠脉支架置入术？换个角度来说，在什么情况下，医生会建议冠心病患者置入支架呢？这是许多患者非常关心的问题，本篇就来聊一聊。

判断是否考虑支架置入术，往往应该从患者的症状，以及冠状动脉的狭窄程度来评估，临床上常见以下几种情况[1]。

如果患者出现急性心肌梗死，最常见的原因就是冠状动脉的主要分支发生粥样硬化斑块破裂，继而形成血栓，闭塞血管。这时候冠脉造影可以看到，冠脉病变狭窄程度在90%以上，甚至完全闭塞，如果患者符合手术指征，那么，冠脉支架置入术对患者来说是挽救生命的措施，必须尽快实施手术。

即使患者暂时没有出现急性心肌梗死，但是冠脉造影显示，血管狭窄达到90%以上，而且提示动脉粥样硬化斑块不稳定，很可能引发急性事件，这时候，也应该考虑进行支架置入术或者搭桥手术。

病情比较稳定的冠心病患者，检查发现冠脉病变的狭窄程度为50%～90%，这时需要了解患者是否存在心肌缺血的证据，比如患者是否出现心绞痛症状，如果改用作用更强或者剂量更大的药物治疗后效果仍然不佳，又或者辅助检查提示心肌缺血，比如心电图、平板运动试验，或者腔内影像学检查结果为阳性等情况，应该考虑进行冠脉支架置入术。

如果患者冠脉病变狭窄程度在 50% 以下，一般不会引起心肌缺血症状，大多数不需考虑进行介入治疗。

当然，冠脉支架置入术是否进行需要多方面考虑，冠脉病变的狭窄程度并不是判断的唯一标准。心脏介入医生一定会综合考虑你的症状、身体情况、辅助检查结果，以及家庭情况等，再与患者和家属一同讨论治疗方案。

健哥小结

- 冠脉支架挽救了无数人的生命，但不是所有冠心病都要进行冠脉支架置入术。
- 对急性心肌梗死患者，冠脉支架置入术是最有效的抢救措施，怀疑心肌梗死的患者应该分秒必争地送到医院，争取进行支架置入术开通血管。
- 除了冠脉病变的狭窄程度，心脏介入医生在建议冠脉支架置入术之前，还会综合考虑各方面的因素，以达到提高患者长期生存质量的目的。

参考文献

［1］中华医学会心血管病学分会介入心脏病学组，中国医师协会心血管内科医师分会血栓防治专业委员会，中华心血管病杂志编辑委员会.中国经皮冠状动脉介入治疗指南（2016）.中华心血管病杂志，2016，44（5）：382-400.

冠脉支架置入术后为何还要吃药？

冠脉支架置入术患者出院前，我都会叮嘱他们一定要坚持服药，特别是双联抗血小板药物（简称"双抗"）。很多患者疑问，支架都放了，为什么还需要吃药呢？而且需要这么多种类的药物，有什么作用呢？

如果您阅读了前面几篇文章，就会知道，冠脉支架置入术只是针对冠脉狭窄最严重的部位的治疗措施，它并不能彻底治愈冠心病。如果术后不用药，不仅支架部位可能再次发病，冠状动脉的其他部位也可能发生病变！

下面就来介绍一下冠脉支架置入术后的常用药物及其作用。

首先是抗血小板药物，进行冠脉支架置入术之后，往往需要服用至少 12 个月的双联抗血小板治疗，也就是两种抗血小板药物同时服用，一般以阿司匹林为基础，联合氯吡格雷或者替格瑞洛。

服用抗血小板药物，目的是阻止置入支架部位发生血小板激活和聚集而形成血栓。之所以需要两种抗血小板药物，是因为它们作用途径不同，联合治疗能发挥更强的抗血小板作用，进而更有效地预防支架内血栓形成。当然，每位患者情况不同，应该按照医嘱用药，不可以随意停用。

其次是 β 受体阻滞剂，这类药物的药品名字上基本都带有"洛尔"，比如美托洛尔、比索洛尔等。这类药物的主要作用是减慢心率，降低心肌耗氧量，也就是让心脏"偷个懒"，防止它因为"过劳"再次发病，可以显著降低冠心病患者的死亡风险。不过冠心病患者心率最好控制在 60 ～ 70 次 / 分，过高或者过低都不好。

另外，还有他汀类药物，这类药物的药品名字都叫"某某他汀"，是一类临床常用调节血脂的药物。不过，研究发现，这类药物除了可以减少肝脏合成胆固醇之外，还能稳定甚至逆转动脉粥样硬化斑块，起到预防心血管事件复发的作用。

最后还有一类常用药物，是血管紧张素转化酶抑制剂（ACEI），这类药物的药品名字带有"普利"。它们的作用是促进血管扩张，减轻心脏负荷，改善心肌功能，还有抗心肌缺血的作用，改善患者远期预后。

当然，如果患者还合并其他疾病，比如糖尿病、高血压，还需要服用相关药物，治疗冠心病的药物不能替代治疗糖尿病的药物，如果合并高血压，可以考虑应用血管紧张素转化酶抑制剂，总之，需要综合考虑，选择适合患者的用药方案。

健哥小结

- 冠脉支架置入术可以有效缓解心肌缺血症状，但不能阻止冠心病的发展，因此术后需要坚持药物治疗。
- 为了预防支架内形成血栓，术后必须进行抗血小板治疗，其他药物，如 β 受体阻滞剂、他汀类药物、血管紧张素转化酶抑制剂，均是为了改善冠心病患者的长期预后。
- 如果冠心病患者还合并其他疾病，需要综合考虑用药方案，遵医嘱服药，不随意减量和停药，才能达到预期的用药效果。

冠脉支架，国产的好还是进口的好？

在冠心病的治疗方式中，冠脉支架置入术是一种常用且重要的方法，医生在患者的冠脉病变处放入支架可以解决血管狭窄或者闭塞问题，从而缓解心肌缺血症状。但是，让很多患者和家属纠结的是，究竟选择国产支架还是进口支架更好呢？本篇就来开诚布公地谈一谈。

我们说的心脏支架，是一种金属丝结构的网状管，它可以支撑狭窄的血管恢复或改善局部的血流供应。目前国内外冠脉治疗中，绝大多数采用的是药物洗脱支架，这类支架是在支架的表面直接喷涂药物，或者涂覆一层聚合物再喷涂药物，当支架置入血管后，药物便会缓慢释放出来，在局部抑制血管内膜的增生，保持心脏支架长久通畅。

到底国产支架和进口支架哪个更好？我们从以下四个方面来比较。

（1）对比支架材质：无论是国产支架还是进口支架，大多是以医用不锈钢、镍钛合金或钴铬合金作为材料，从材质上没有区别。

（2）对比药物涂层：心脏支架上涂覆药物的目的是抑制血管内膜增生，预防支架再狭窄，目前临床上均采用免疫抑制剂莫司类或抗增殖药紫杉醇两类药物，国产支架和进口支架在这方面也没有区别。

（3）对比临床疗效：从临床研究的数量和开展时间的早晚上，国产支架略逊于进口支架，但是随着国产支架临床研究的逐步开展和广泛应用，已有大量的数据和临床实践经验证实，主流的国产支架不逊于进口支架。

（4）对比价格：价格也是很多人关心的因素，价格方面，随着国家集采政策的落实，进口支架和国产支架的价格差距明显缩小，目前二者价格差距不大。

所以，从以上四个方面的比较来看，国产支架和进口支架没有本质的区别，而且，相对来说，某些国产支架在结构设计和工艺上还具有创新性。

选择支架，除了考虑国产和进口之外，更为重要的是根据血管的病变情况选择合适的支架，不同厂家、不同型号以及不同长度等因素都要考虑，比如，有的支架型号有更长的，有的支架支撑力比较强，有的支架通过弯曲病变的能力比较强等，医生会根据上述信息为患者选择合适的支架。

 健哥小结

- 冠脉支架置入术是治疗冠心病的重要方式，国产和进口药物洗脱支架在支架材质、药物涂层、临床疗效和价格上没有本质差异。
- 比起仅仅考虑国产还是进口，选择支架更为重要的是，要根据不同的患者、不一样的血管、不同的病变特点选择最适合的支架。
- 越贵，不一定越好；合适的，才是最好的！

血管堵了，又不适合放支架，该怎么办？

患者老张放了支架两年之后，支架的部位又狭窄了，应用药物涂层球囊来治疗效果很好。有患者疑问，药物涂层球囊除了治疗支架内再狭窄，还适用于哪些情况呢？前几天，我刚给一位年轻患者用了药物涂层球囊，正好跟大家分享一下。

开通血管和骨科手术都迫在眉睫

39 岁的小李上周因为车祸导致腿部骨折，需要尽快实施手术，但俗话说"福无双至，祸不单行"，就在手术前 3 个小时，小李突发胸痛，紧急检查发现，小李心脏里有一条血管堵塞了，如果不及时开通血管，小李随时会有生命危险。

如果是普通患者，临床上首先会考虑置入心脏支架来开通血管，但是，在支架置入术后通常需要服用至少 1 年的抗血小板药物，而在这期间，是不能进行外科手术的，必须等到停药后才能手术。可小李的骨折也不能等太久，时间一长，骨头可能会畸形愈合，这样的结果对于年轻的小李来说，也是不能接受的。

药物涂层球囊显身手

说到这里，小李的父亲非常担心，他连忙问："还有什么治疗办法吗？"在这种情况下，我们建议小李使用药物涂层球囊，小李父亲担心地问："这也是介入治疗吗？会不会耽误后面的骨科手术呢？"

药物涂层球囊确实是一种介入治疗，但是这种介入治疗与置入支架不同，这个手术不会在体内置入异物，只是通过介入的方式，将药物涂层球囊送到冠状动脉狭窄的部位，只需要不到 1 分钟的时间，球囊上的药物便会在局部释放完毕，之后，医生就会把球囊撤出体外。

正是由于药物涂层球囊这种"介入无置入"的特点，大大缩短了抗血小板药物的服用时间，在药物涂层球囊术后一般只

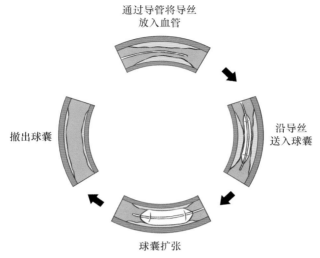

通过导管将导丝
放入血管

沿导丝
送入球囊

球囊扩张

撤出球囊

药物涂层球囊治疗示意图

需要服用 1 ～ 3 个月，根据小李的情况，服用 1 个月的抗血小板药物就可以了。换句话说，进行药物涂层球囊术 1 个月后，小李就可以进行骨科手术了。

小李父亲还是有点担心，他问："现在不放支架的话，之后万一血管再堵上，还能放支架吗？"这个正是药物涂层球囊的优势所在，由于药物涂层球囊技术不需要往血管内放置异物，在药物释放后，球囊也会立即被撤出，不会影响这根血管原来的结构，后续如果需要再次治疗，仍然是可以的。

小李父亲最终同意应用药物涂层球囊，小李手术后恢复很好，相信他 1 个月后就能顺利进行骨科手术了。

在临床上，像小李这样，既急迫地需要开通血管，而近期又要做外科手术的患者有很多，还有一些由于血管情况不能置入支架或者拒绝置入支架的患者，遇到这些情况时，药物涂层球囊是很好的选择。此外，我们在临床上还会使用药物涂层球囊来治疗分叉病变和小血管病变[1]，分叉病变就像树杈一样，而小血管病变呢，是指病变的血管直径比较小，药物涂层球囊治疗这些病变有一定的优势。

 健哥小结

- 从小李的病例可以看出药物涂层球囊有三个优势，包括：
  - 介入无置入，药物涂层球囊只在局部释放药物，不需要往体内置入异物；
  - 药物涂层球囊比支架置入术缩短了抗血小板药物治疗时间；
  - 药物涂层球囊为后续的治疗保留了机会。
- 也正因为这几个优势，目前临床上也在使用药物涂层球囊治疗分叉病变、小血管病变，以及一些无法或者拒绝置入支架的患者。

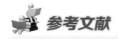 **参考文献**

[1]《药物涂层球囊临床应用中国专家共识》专家组.药物涂层球囊临床应用中国专家共识.中国介入心脏病学杂志,2016,24（2）:61-67.

安了支架又胸痛，可能是这些原因

最近有患者询问，说他做了心脏支架置入术才几个月，又开始出现胸痛，这是为什么呢？这位患者的具体情况还有待进一步了解，不过，我倒是想起曾经治疗过的几位患者，他们也是在支架置入术后再次出现胸痛，但是，原因却截然不同。本篇来看看都有哪些原因。

支架内血栓导致的胸痛

首先来看患者小赵，小赵才 30 多岁，他在几年前患上高脂血症，却没有坚持规律服药，在一次应酬之后，出现急性心肌梗死。因此，我为他安装了一枚心脏支架。手术后，我反复叮嘱小赵，两种抗血小板药物需要服用 1 年，而且调脂药物也要坚持服用。

1 个月和 3 个月他来复诊，小赵恢复得不错。但是，还没到 6 个月的复诊时间，小赵却由于胸痛再次到了急诊。检查发现，小赵的支架里长了血栓。

一再询问后，小赵才说出实情，原来，他觉得服药太麻烦，术后服用了 3 个月，感觉已经完全好了，于是就停药了。

其实，对于人体来说，支架是一种异物，而当血液中的血小板发现异物时，就会在局部聚集，可是血管管腔只有那么大，血小板在此聚集，也就形成了血栓，阻碍了血液流通，出现"支架内血栓"。这也是小赵胸痛的原因。

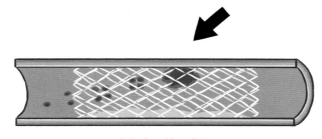

支架内血栓示意图

在支架置入术后服用抗血小板药物，就是要阻止血小板聚集。特别是在术后 1 年内，还需要同时服用两种抗血小板药物

（即双联抗血小板药物治疗），来阻止血小板聚集，防止"支架内血栓"。

支架内再狭窄导致的胸痛

再来看患者老李，别看老李已经 50 多岁，但他仍是个"吃货"，北京城里哪儿有好吃的，他都门儿清。去年，老李检查出冠状动脉有一支重度狭窄，各方面权衡后，老李同意接受介入治疗，我给他置入了 1 枚支架。手术后，除了常规的治疗，我也劝老李在饮食上要多加注意，"口腹之欲"还是需要节制一下。

虽然老李也有按照我的处方按时服药，但是，手术刚过去半年，老李因为胸痛再次出现在我们科的病房里。这次检查发现，老李放支架的部位发生了再狭窄。

老李的支架内为什么再狭窄了呢？前面我们提到，支架对人体来说是一种异物，当血管置入支架，这个病变部位可能出现内膜损伤，于是，血管内膜会增生进行修复，同时把支架覆盖住。

患者出现支架内再狭窄，一是由于血管内膜过度增生所导致，在药物洗脱支架大量应用之后，这种风险已下降至 5% ～ 10%；二是由于内膜出现新生动脉粥样硬化所导致的。

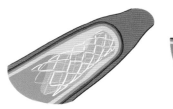 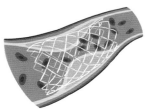

血管内膜过度增生　　　　　新生动脉粥样硬化

支架内再狭窄示意图

当血液中血脂过多，便容易沉积，并且钻进破损的血管内膜，形成动脉粥样硬化。覆盖支架的内膜，其结构和其他的血管内膜没有区别，如果患者不注意控制血脂、血压、血糖这些危险因素，覆盖支架的血管内膜也会发生动脉粥样硬化。

老李正是这个情况，手术后，他还是经常下馆子，大油大盐，对动物内脏也没忌口。久而久之，就出现了支架内再狭窄。

残余病变导致的胸痛

第三位患者叫老周，他给我的印象很深刻，是因为他的儿子差点成了"医闹"。

老周67岁，由于急性心肌梗死置入了1枚心脏支架，就在支架置入术后2个月，老周又开始出现胸痛。检查发现，老周的冠状动脉还有1支"残余病变"，这支冠状动脉堵塞了70%，老周在活动量增加后出现了心脏缺血导致了胸痛症状，看来，还需要进行二次介入治疗。

听到还要进行二次介入治疗，老周的儿子非常气愤，认为我不负责任，质问我为什么没有一次性把他的父亲治好。

幸亏老周还是讲道理的人，跟儿子说他知道这个情况，上次突发心肌梗死，儿子不在身边，不了解情况，希望我再给他解释一下。于是，我拿着老周心肌梗死住院病历跟他详细解释：在老周心肌梗死发作的时候，冠状动脉造影提示，他的冠状动脉有一支完全堵塞了，另外还有一支堵塞了70%。很明显，造成老周这次心肌梗死的"元凶"就是这支完全堵塞的血管，我们称之为"罪犯血管"；而另外这支堵塞了70%的血管，可能是引起心肌缺血的潜在"隐患"。

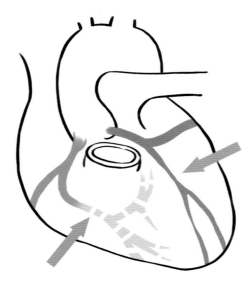

罪犯血管与非罪犯血管示意图

其实，关于两支血管是否需要同时放入支架，我和老周之前经过了讨论。如果同时放入两枚支架，那么一次干预就可以了，这样能够减少再次心肌梗死和再次心肌缺血的可能性，患者的预后也许会更好。但是，任何事情都有两面性，发生心肌梗死的当时，全身的血液处于高凝状态，很容易形成血栓，如果这时候同时放置两枚支架，发生支架内血栓的风险就会升高，而且，手术时间肯定需要延长，所用的造影剂剂量也会增多。另外，堵塞 70% 的血管对心脏缺血的影响也是因人而异的。

综合审慎考虑之后，我们和老周以及他的老伴达成共识，这次手术仅开通导致心肌梗死的完全堵塞的那支血管，而另外那支血管，我们术后严密观察，并进行检查评估，在心肌梗死住院期间，老周没有再发胸痛，而且超声心动图提示心肌功能恢复良好，平板运动试验结果显示没有残存的心肌缺血。因此，老周和老伴商量后，同意采用药物治疗，密切观察，暂时不进行介入治疗。

虽然老周在术后有坚持服药，也有注意调整生活方式，但是，急着心脏康复的老周，运动量过大，诱发了心脏缺血出现胸痛。经过一番解释，老周的儿子终于明白了其中的道理，也十分诚恳地向我道了歉。

临床上像老周这样急性心肌梗死患者同时存在多处病变的情况非常常见，一般来说，会优先处理"罪犯血管"，然后择期处理其他病变。如果"残余病变"没有引起心肌缺血，一般采取药物治疗并且密切观察。当然，这些"残余病变"也可能是隐患，患者在出院后由于劳累、情绪激动、活动量增加等诱发因素可能会导致心肌缺血而胸痛。

由于每位患者的病情各不相同，医生采取的治疗方案也会有所不同，但是，基本的治疗原则是一致的，首先是尽量挽救患者的生命，同时也要兼顾提高患者的生活质量。

心肌梗死后的胸痛，是心理在作祟

第四位患者老李，由于肥胖、嗜酒、高血压和高脂血症引发了急性心肌梗死，心肌梗死发作时的濒死感让老李深切地感受到"死神"来临的恐怖。

虽然支架手术很顺利，但是老李在术后还是很担心心肌梗死复发，他仔细向我询问用药的注意事项，出院后也非常认真地按时服药，身体恢复得很好。

可是，有一天，老李又到了我们医院急诊，说他胸痛得厉害，怀疑自己心肌梗死复发。老李当时冷汗淋漓，心电图也有轻微的心肌缺血现象，我们连忙给老李进行了冠脉造影检查，却发现支架部位血流通畅，其他血管狭窄也没有加重，理论上不会导致剧烈胸痛，那么原因到底是什么呢？

最后，我在和老李家属的沟通中发现了端倪。

原来，老李是个文艺分子，在没生病之前喜欢约上三五知己一起唱歌跳舞，生活得有声有色。可是患上心肌梗死之后，由于害怕心肌梗死复发，就没再参加这些活动，而且也越来越沉默寡言了，用家属的话来讲，老李就像变了一个人一样。

老李在家闲来无事，就开始上网看各种心肌梗死相关的资讯，有一天，他感觉有点胸闷，就把自己的症状和网上查到的心肌梗死复发症状作对比，越对比越害怕，觉得自己就是心肌梗死复发，而胸痛的症状也越来越严重了。

原来，老李的胸痛是心理在作祟！

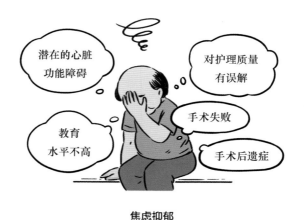

焦虑抑郁

支架置入术后的心理问题

最后，他做的心理量表证实了我的猜测，量表结果提示，老李属于中重度抑郁合并焦虑。我鼓励老李重拾爱好，只要不是剧烈运动，唱歌跳舞是可以继续的，还跟他约定下次复诊时给我看他唱歌跳舞的视频；另外，我也表扬他坚持服药，让他既要相信自己的身体，也要相信医生的判断。

经过几次复诊时的"闲聊"，老李的症状明显有了好转，心肌梗死复发的阴影终于被抛诸脑后。最近，他还参加了社区举办的老年人歌唱比赛获得了二等奖呢！

像老李这样，由于心理原因导致的支架置入术后胸痛也是很常见的，他们往往在病情稳定时也会出现症状，这可能是由于情绪和心理因素的影响导致短暂性的心肌缺血，因此，术后保持情绪稳定，积极、愉快的心态更有利于病情的恢复。如果出现焦虑抑郁情绪，也不用担心，只要明确了原因，一般来说，经过耐心、细致的"谈心"，患者的症状就会有明显的好转。

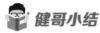 **健哥小结**

- 支架置入术后再次出现胸痛症状有多方面的原因，常见的原因有支架内血栓，支架内再狭窄，残余病变以及心理因素。
- 患者在支架置入术后出现胸痛，需要综合患者的症状、辅助检查、个人情况等查找原因，并且对症治疗。
- 医生向患者推荐治疗方法时，首先考虑的是挽救患者生命和提高患者的生活质量，我们殷切希望患者多与医生沟通，了解自己的病情和治疗方法，这样对医生好，对自己也更好。

心脏放了支架会影响寿命吗？

据报道，2020 年我国进行的冠脉介入治疗将近 100 万例，而我国有 1139 万冠心病患者，冠脉支架置入术作为冠心病的主要治疗措施之一，手术患者将会越来越多。不少患者都会问我同一个问题：做了冠脉支架置入术，会不会影响寿命？

在回答问题之前，先来看看这两位患者：

41 岁的张先生，突发急性心肌梗死，由于对疾病不了解，到医院比较晚，病情已经发展得比较严重，虽然进行了冠脉支架置入术，开通了堵塞的冠状动脉，但是张先生已经出现心力衰竭，出院后心功能仍然比较差，预期寿命比较短。

65 岁的李先生，没有其他合并疾病，由于心绞痛诊断为冠心病，为了缓解症状，进行了冠脉支架置入术，术后李先生坚持服药，改善了生活方式，心功能基本正常，预期寿命比较长。

从以上这两个病例可以看出，对于急性心肌梗死患者，冠脉支架置入术是挽救生命的重要措施，这时，治疗时间对预后的影响更大，更早到达医院、更快开通堵塞血管，患者预后会更好，预期寿命也会更长；而对于病情相对没有那么凶险的冠心病患者，冠脉支架置入术更多的是缓解患者症状，提高生活质量。因此，支架本身对患者长期寿命影响不大，影响患者寿命更为关键的因素是疾病的严重程度，以及患者是否合并其他疾病。

冠脉支架置入术后，影响患者寿命的不良反应有：支架内再狭窄和支架内血栓，尤其是支架内血栓，因此，需要患者坚持服用抗血小板药物，以及长期进行冠心病二级预防来降低上述风险。

　　对患者来说，冠脉支架置入术并不能治愈冠心病，术后仍然需要坚持长期治疗才能避免进一步的心脑血管事件风险，从而延长寿命，这里包括：是否平稳控制好你的血压、血糖和血脂，是否改善了饮食、运动、精神状况等并且戒烟。病情稳定的冠心病患者，如果能坚持做好上述二级预防措施，一般可以达到正常人寿命。

 健哥小结

- 对急性心肌梗死患者来说，越早进行冠脉支架置入术，越快开通堵塞血管，效果越好，对挽救患者生命、延长寿命更为关键。
- 对需要改善症状的冠心病患者来说，冠脉支架置入术对寿命的影响不大，术后需要坚持服用抗血小板药物，做好冠心病二级预防，避免心脑血管事件，更有助于延长寿命。
- 总之，冠脉支架置入术是为了挽救患者生命、提高患者生活质量而进行的治疗方法，手术本身不会影响寿命，患者病情的严重程度，以及是否合并其他疾病才是影响寿命的关键因素，尽早治疗、规范治疗，是延长患者寿命的重要措施。

冠心病患者能做胃镜吗？

胃部疾病是一种常见疾病，但我们的消化道类似于一条中空的管道，很难通过超声、CT 等无创检查来查看病情，胃镜检查，是胃部疾病最直观准确的检查方式，可是，无论是普通胃镜还是无痛胃镜，对于冠心病患者来说，都存在一定的风险。

胃镜检查怎么做？

有些人一听说要做胃镜检查就很害怕，觉得这个检查肯定非常痛苦。其实，随着设备的改进和医生技术的提高，现在的胃镜检查不会有太大的痛苦感。

胃镜检查设备，就是一条长度约为 1 ～ 1.5 米、直径为 1 厘米的软管，在软管的前端集成了灯泡和高清摄像头。这种胃镜软管很细、很软，医生操作将软管从患者口腔伸入喉咙，直到胃部，可以观察从食管、胃部到十二指肠表面是否有异常情况。

普通胃镜检查时，患者处于清醒状态，会感觉有些恶心、胃胀，但一般不会有太大的痛苦感；而进行无痛胃镜检查时，患者处于全身麻醉状态，"睡一觉"就能完成检查。

因此，不必对胃镜检查望而生畏，但是，胃镜检查属于有创检查，对患者来说有一定的风险：

- 进行普通胃镜检查时，患者常常出现紧张、焦虑、恐惧等情绪，可能会导致血压升高，增加心脑血管意外的风险，同时，消化道出血或者穿孔、吸入性肺炎等并发症也可能发生。
- 进行无痛胃镜检查时，虽然能减少很多由于紧张情绪导致的并发症，但是也可能出现麻醉相关的并发症，比如血压下降、呼吸困难等。

冠心病 & 胃镜

可以看出，普通胃镜和无痛胃镜都可能会影响心率、血压、呼吸等情况，那么冠心病患者还能不能做胃镜检查呢?

确实，冠心病患者更容易出现心脏不良反应，进行胃镜检查有一定的风险[1]。因此，在进行检查前需要对患者的心功能 * 和心肌供血情况进行全面评估。

如果患者心功能较好（Ⅰ～Ⅱ级），或者存在轻微的心律失常，没有心肌缺血的明显症状，一般可以进行胃镜检查，不过在检查前应先告知内镜医生这些心脏病史。

如果患者心功能较差（Ⅲ～Ⅳ级），或者在急性心肌梗死发作 2 周内，一般不建议进行胃镜检查，这时进行检查可能会诱发恶性心律失常，或者加重心力衰竭症状，危及患者生命。

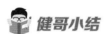 **健哥小结**

● 胃镜检查是胃部疾病最直观准确的检查方法，目前的检查技术大大减少了患者的痛苦。

---

* 心功能分级（NYHA，1928 年）

Ⅰ级：患有心脏病，但日常活动不受限，一般活动不引起疲乏、心悸、呼吸困难或心绞痛。

Ⅱ级：体力活动轻度受限，休息时无自主症状，但平时一般活动可出现疲乏、心悸、呼吸困难或心绞痛，休息很快缓解。

Ⅲ级：体力活动明显受限，小于平时一般的活动即会引起上述症状，休息较长时间后症状可缓解。

Ⅳ级：不能从事任何体力活动，休息状态下也可出现心力衰竭症状，体力活动后加重。

- 胃镜检查属于有创检查，可能诱发心肌缺血、心律失常，加重心力衰竭等不良反应。
- 冠心病患者应在综合评估后再决定是否进行胃镜检查。

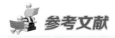 **参考文献**

［1］Dorreen A，Moosavi S，Martel M，et al. Safety of digestive endoscopy following acute coronary syndrome：a systematic review. Can J Gastroenterol Hepatol，2016，30（1）：9564529. doi：10.1155/2016/9564529. PMID：27446879；PMCID：PMC4904658.

放了支架还能做胃镜吗？

我们的胃黏膜非常娇嫩，胃镜需要进入胃部查看，有些患者还需要从胃黏膜病变处取出一些组织进行病理标本检查（胃镜活检），或者在胃镜下进行手术治疗，这些操作可能会导致胃黏膜出血。

置入冠脉支架的患者本身就有出血风险，那么，冠脉支架置入术后还能做胃镜检查吗？

支架置入术后为何出血风险高？

置入冠脉支架能够开通堵塞的冠状动脉，缓解患者的缺血症状。但是，对于人体来说，支架本身是一种异物，会引起血液中的血小板聚集，容易形成血栓。因此，我们需要使用抗血小板药物来抑制血小板聚集，降低血栓栓塞的风险。

冠脉支架置入术后 1 年内通常需要服用 2 种抗血小板药物，

常用阿司匹林联合氯吡格雷或者替格瑞洛，称为"双抗"，之后还需要终身服用其中 1 种抗血小板药物，常常为阿司匹林，称为"单抗"。因为抗血小板药物会抑制血小板聚集，导致血液不容易凝固，如果出血也不容易止住，而且，"双抗"治疗还会降低胃黏膜的保护和修复作用。因此，冠脉支架置入术后患者进行胃镜检查的出血风险较高。

出血风险 vs. 血栓栓塞风险

一边是胃镜检查的出血风险，另一边是停用抗血小板药物导致的血栓栓塞风险，这就需要对两种风险进行综合评估[1-2]。

一般来说，置入金属裸支架 2 个月内或药物洗脱支架 1 年内的患者，若停用抗血小板药物，属于血栓栓塞高危风险。

胃镜检查根据不同操作来划分出血风险分层，简单地说，普通胃镜检查和胃镜活检这类诊断性操作，属于出血低风险；而在胃镜下进行的治疗性操作，属于出血高风险（详见表 2-2）。

因此，如果您做了冠脉支架置入术，应该在胃镜检查前告诉医生支架置入的具体情况。

表 2-2　胃镜检查出血风险分层

出血风险	操作分类	具体操作
低出血风险	诊断性操作	普通胃镜检查 胃镜活检
高出血风险	治疗性操作	息肉切除术 内镜下黏膜切除术 内镜黏膜下剥离术 超声内镜引导下细针穿刺技术 经皮内镜下胃造瘘 食管胃静脉曲张治疗 内镜下胃肠道扩张术

抗血小板药怎么停

那么问题又来了，不同出血风险的胃镜操作，冠脉支架置入术后的患者需要停用抗血小板药物吗？我们建议如下。

对于低出血风险的操作，患者无须停药，可以继续"单抗"或者"双抗"治疗。

对于高出血风险的操作，则根据服用"单抗"或者"双抗"而有所不同，具体来说：

（1）接受"单抗"治疗的患者，若用药为阿司匹林，可以继续服用；若为氯吡格雷或者替格瑞洛，应在检查前 5 天停用，这些患者如果存在血栓高风险（如支架置入术后时间短、合并脑卒中或其他血栓栓塞症等），应该替用为阿司匹林。

（2）接受"双抗"治疗的患者，建议将胃镜操作推迟到"双抗"改为"单抗"之后，再按照上述"单抗"治疗患者的停药步骤进行。

 健哥小结

- 置入冠脉支架之后，需要长期服用抗血小板药物，常见出血副作用。
- 胃镜检查可能会造成胃黏膜出血，冠脉支架置入术后患者出血风险更大。
- 根据胃镜操作的出血风险，以及停用抗血小板药物的血栓风险，来确定是否需要停用抗血小板药物。
- 总的来说，冠脉支架置入术后患者进行胃镜检查有一定的出血风险，患者应与医生充分沟通，并遵照医嘱用药。

参考文献

[1] Veitch AM, Vanbiervliet G, Gershlick AH, et al. Endoscopy inpatients on antiplatelet or anticoagulant therapy, including direct oral anticoagulants: British Society of Gastroenterology (BSG) and European Society of Gastrointestinal Endoscopy (ESGE) guidelines. Endoscopy, 2016, 48 (4): c1.

[2] Fujimoto K, Fujishiro M, Kato M, et al. Guidelines for gastroenterological endoscopy in patients undergoing antithrombotic treatment. Dig Endosc, 2014, 26 (1): 1-14.

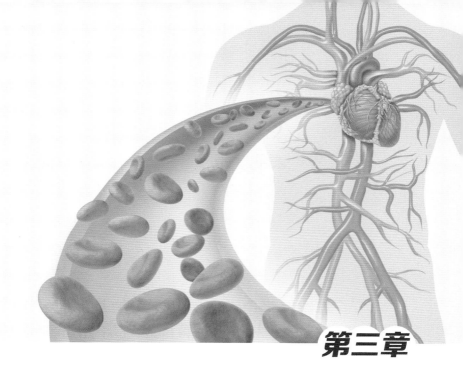

第三章
防守冠心病

第一节　未病先防

年纪轻轻患上心脏病，可能是你的生活方式有问题！

近年来，心脏病有年轻化的趋势，不少人把这归因于遗传，认为家族中有心脏病病史的患者，即使年轻，但患上心脏病也不可避免。

诚然，基因是导致心脏病早发的重要因素，但并不是携带这个基因就一定会在早期发作心脏病。研究发现，比遗传作用更大的，是不良的生活方式。

不良生活方式加快心脏病的步伐

最近一项研究[1]从遗传学和疾病危险因素两方面对1000多位冠心病患者和健康志愿者进行了比较，其中遗传学进行了基因检测，而疾病危险因素则包括缺乏运动、吸烟、高血压、糖尿病和高胆固醇。结果发现，随着危险因素增加，冠心病风险成倍增加，而遗传因素对冠心病风险的作用减弱，当存在3个危险因素时，冠心病的风险将增加24倍。

大家知道，在疾病的危险因素中，不良生活方式影响巨大。

另一项对 33.9 万 40～70 岁的英国人口进行的研究显示[2]，遗传风险较高，加上不良的生活方式，将会大大增加发生冠心病、脑卒中、高血压和糖尿病的风险。而即便是遗传风险较低的人，不良生活方式也会使他们的心血管疾病风险升高，甚至超过那些遗传风险高但是生活方式良好的人。

由此可见，不管是否有遗传风险，都应该坚持健康的生活方式，而且，遗传风险高的人获益更大。

生活方式干预真的有效

在美国的一个社区进行的一项研究[3]通过政策带动、社区管理、组织培训和个人执行多个层面改善社区居民的生活方式，包括高胆固醇血症、高血压、高血糖、肥胖、吸烟、缺乏运动、水果和蔬菜摄入少以及药物依从性差等方面。随访 6 年的结果发现，规律运动（150 分钟 / 周）和食用蔬菜水果（5 份 / 天，每份 125 g）两项有显著改善，而且该社区居民的血压、总胆固醇、低密度脂蛋白胆固醇和甘油三酯得到了更好的控制。

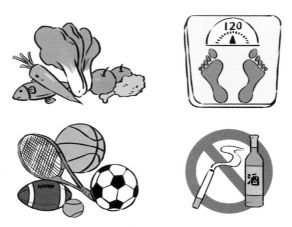

健康生活方式

健哥小结

- 遗传因素和不良生活方式是造成心脏病早发的重要原因。
- 虽然避免不了遗传因素，但是可以通过调整生活方式来降低心脏病风险。
- 坚持健康的生活方式，可以更好地管理血压和血脂，降低心血管疾病风险。

参考文献

［1］European Society of Cardiology. Lifestyle，not genetics，explains most premature heart disease. Science Daily，2019. www.sciencedaily. com/releases/2019/09/190902181602.htm.

［2］Said M A，Verweij N，van der Harst P. Associations of combined genetic and lifestyle risks with incident cardiovascular disease and diabetes in the UK Biobank Study. JAMA Cardiology，2018，3（8）：693-702. doi：10.1001/jamacardio. 2018.1717.

［3］Sidebottom A C，Sillah A，Vock D M，et al. Assessing the impact of the heart of New Ulm Project on cardiovascular disease risk factors：A population-based program to reduce cardiovascular disease. Prev Med，2018，112：216-221. doi：10.1016/j.ypmed. 2018.04.016.

粥样硬化会不会在静脉出现？

相信大家都听说过动脉粥样硬化，我们常说的冠心病，全称就是冠状动脉粥样硬化性心脏病。但是，你知道粥样硬化究竟是什么吗？静脉会不会发生粥样硬化呢？

动脉 vs. 静脉

要回答这些问题，首先得了解动脉和静脉的区别。

当心脏收缩时，富含氧气和营养物质的血液，也就是动脉血，从心脏经动脉迸射到全身，而当血液中的氧气和营养物质耗尽，变成静脉血，这时心脏舒张，产生的吸力使静脉血通过静脉回到心脏。

在这个过程中，动脉承受的压力远比静脉要大得多，这就造成动脉的结构和静脉有所差异，虽然动脉和静脉的血管壁都由内膜、中膜和外膜三层构成，但是动脉有很厚的、由肌肉细胞组成的中膜层来抵挡动脉血的高压，而静脉血管壁就相对薄很多。这是动脉和静脉在结构上的差异。

动脉、静脉与粥样硬化斑块

正常来说，动脉的内膜应该是光滑完整的，但是在一些因素的作用下，比如吸烟、血脂异常、高血压、糖尿病、肥胖等，动脉血管内膜会受损，白细胞收到指令后离开血流，进入动脉内膜，同时，吸引血液中被氧化的低密度脂蛋白胆固醇聚积，而且动脉中膜的肌肉细胞也会迁移到这里，和其他物质一起慢慢形成斑片状沉积物，这就是粥样硬化斑块。

粥样硬化斑块不断扩大，会导致动脉狭窄，如果斑块破裂，其中的物质暴露在血液中，会促进血栓形成，从而堵塞血管，引发心肌梗死或者脑卒中。

注意到了吗，粥样硬化斑块形成的过程中，氧化的低密度脂蛋白胆固醇起到关键的作用，而"氧化"，是个关键词，只存在于富含氧气的动脉血里。

因此，绝大多数的粥样硬化斑块发生在动脉血管。

为什么说是绝大多数呢?

这是因为,在个别极端情况下,静脉也会发生粥样硬化。

心脏搭桥手术,需要用到身体的一段动脉或者静脉作为桥梁,连接冠状动脉狭窄两端。当使用静脉作为桥梁时,手术后,这段静脉中就流淌着动脉血,如果患者不注意控制动脉粥样硬化的危险因素,久而久之,这段静脉也可能发生粥样硬化。

不过,需要知道的是,虽然静脉很少发生粥样硬化,但是静脉也可能出现血栓发生堵塞。

静脉血管壁薄,下肢的静脉血要回流心脏,除了靠心脏舒张的吸力,还需要依靠腿部肌肉收缩提供力量,如果久坐时间过长,不变换姿势,静脉血会在下肢淤积,容易形成血栓,这就是下肢静脉血栓。

 健哥小结

- 动脉内膜受损,氧化的低密度脂蛋白胆固醇和动脉中膜的肌肉细胞等物质沉积,形成动脉粥样硬化斑块。
- 由于静脉结构和静脉血成分不同,绝大多数情况下不会发生粥样硬化。
- 由于静脉血淤滞,静脉也会形成血栓发生堵塞。

老是睡不着? 小心你的心脏!

在每个深夜里,睁着眼睛的,除了熬夜的人,还有这么一群人:他们很困,很想入睡,却始终无法入眠。没错,他们正

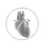

在失眠。

失眠，不仅让人身心疲惫，还会导致或者加重心血管疾病。数据显示，在普通人群中，每 10 个人就有 3 个人经历着失眠，这个比例在心血管疾病患者中则更高。心力衰竭患者超过 70% 存在睡眠不良，差不多一半患者出现失眠症状[1]。同时，失眠人群发生高血压、心律失常、脑出血等疾病的风险显著升高[2]。

睡不着与失眠

先来看看什么是失眠。

睡不着就是失眠吗？其实，睡不着只是失眠的一种表现，失眠除了难以入睡和睡眠难以维持（整夜觉醒大于 2 次）的症状之外，还要看睡醒后的感觉，如果睡醒之后不解乏，而且影响白天的生活和工作，这样就属于失眠了。

失眠与心血管健康

那么，失眠是怎样影响心血管健康的呢？

研究发现，失眠会导致自主神经系统紊乱、内分泌功能紊乱，以及炎症因子升高，从而影响心血管健康，而且，睡眠的不同阶段会改变循环系统活动，循环系统异常活动也会影响睡眠的结构，这样就形成了恶性循环，进一步加重心血管疾病的病情[1]。

失眠将影响高血压、冠心病、心力衰竭等心血管疾病的治疗和预后，加重病情或者使疗效不佳。另外，失眠人群往往合并心理问题，如焦虑、抑郁等，这些心理问题也会影响心血管健康。还有些失眠人群合并阻塞性睡眠呼吸暂停综合征，这种疾病不仅影响心血管疾病患者的生活质量，严重时还将危及生命。

失眠了怎么办?

如果您患有心血管疾病,最近还经常失眠,您可以这样做。

首先,控制好原发的心血管疾病,比如,控制血压、血糖、血脂指标等。

其次,尝试治疗失眠的非药物方法,包括:

(1)营造睡眠环境,如规律作息,睡前避免剧烈运动、暴饮暴食、摄入咖啡等兴奋性饮食、观看引起兴奋的书籍及影视等。

(2)睡眠限制,如减少日间小睡、减少卧床时间、设定起床时间等措施。

(3)改善睡眠认知,不要把所有问题都归咎于失眠,保持自然入睡,不要过分关注睡眠。

最后,患者可以采用药物治疗,由于催眠药物有一定的副作用,因此,药物治疗需要医生进行评估和个体化用药指导。

健哥小结

- 失眠是现代人常见的睡眠障碍,表现为入睡困难和睡眠难以维持,对白天的生活和工作也有一定影响。
- 失眠和心血管疾病,特别是高血压、冠心病、心力衰竭等相互影响,导致恶性循环。
- 心血管疾病患者失眠,首先需要控制原发病,采取非药物治疗措施,如果效果不佳,可以求助医生尝试药物治疗。

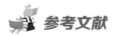

[1] 中国医师协会全科医师分会双心学组，心血管疾病合并失眠诊疗中国专家共识组．心血管疾病合并失眠诊疗中国专家共识．中华内科杂志，2017，56（4）：310-315.

[2] Wang Y M，Song M，Wang R，et al. Insomnia and multimorbidity in the community elderly in China. J Clin Sleep Med，2017，13（4）：591-597.

年轻时脱缰的血压血脂，终将加倍奉还！

前几天出门诊，52 岁的老李过来复诊，老李的冠心病控制得还算平稳，继续服药控制就好，但是，老李对自己患病一直耿耿于怀，他说特别后悔年轻时只顾着挣钱，没有听医生的劝告，好好控制血压血脂，而现在的冠心病，是身体对自己的"回报"！

不得不说，老李还真道出了部分真相。

最近《美国心脏病学会杂志》（*JACC*）发表了一项随访时间长达 17 年，汇总了将近 4 万名成年人，18 ～ 39 岁以及 40 岁以后的健康数据，统计分析发现，18 ～ 39 岁时的收缩压在 130 mmHg 以上，40 岁后患上心力衰竭的风险增加 37%，而 18 ～ 39 岁时，低密度脂蛋白胆固醇（LDL-C，俗称坏胆固醇）在 100 mg/dl 以上，40 岁后患上冠心病的风险增加 64%，而且这些风险与 40 岁之后的血压血脂水平没有相关性[1]。

该研究还发现，与坏胆固醇低于 100 mg/dl 相比，年轻时坏胆固醇越高，后期的冠心病风险越大。当坏胆固醇在 100 ～ 129 mg/dl，冠心病风险可能会增加六成，在 130 ～ 159 mg/dl

时可能会使冠心病风险增加八成，而 160 mg/dl 以上时则可能使冠心病风险翻一倍。

血压与心力衰竭的关系也是如此，年轻时收缩压和舒张压越高，后期心力衰竭的风险就越大。同时，该研究也指出，如果 18 ～ 39 岁控制好血压和血脂，还是可以减少后期的心血管疾病风险的。

我们可以看到，研究中使用的标准值和我们日常的健康管理关系密切。收缩压在 130 mmHg 以上，也就是正常血压的高限，而"坏胆固醇"100 mg/dl 等于 2.6 mmol/L，正好也是我国成人血脂的理想水平。这提示，当体检报告提示您，血压或者血脂不正常时，您就要注意了！

我国成人高血压患病率接近三成，但知晓率只有 51%；高脂血症患病率超过四成，但知晓率仅有 31%，高血压和高脂血症患者的治疗率更是低得可怜[2]，这里不乏 40 岁以下的年轻人。

这些年轻的患者很多都处于事业的打拼阶段，认为金钱等比身体健康更重要，忙着在身体健康这个"1"后面创造更多的"0"，殊不知，没有了这个"1"，"0"也就只能是零了。

说回患者老李，老李虽然回不去他的 18 岁，但他还算幸运，冠心病病情平稳，这时候，后悔除了徒增伤感，没有其他益处，规律服药才是对自己最正确的负责行为。

健哥小结

- 年轻时，若是放任血压升高、血脂异常，会增加后期患上冠心病、心力衰竭的风险。

- 如果年轻时把血压、血脂控制好，也会降低后期心血管疾病的风险。

- 这不一定是因果关系，但一定是因为您对身体的不重视而导致的后果。

参考文献

［1］Zhang Y，Vittinghoff E，Pletcher M J，et al. Associations of blood pressure and cholesterol levels during young adulthood with later cardiovascular events. J Am Coll Cardiol，2019，74（3）：330-341.

［2］中国心血管病报告编写组.《中国心血管病报告2018》概要. 中国循环杂志，2019，34（3）：209-220.

急性心肌梗死十大"魔鬼时刻"

年轻人猝死的新闻频频见诸报端，令人动容。猝死，就像一个隐形而嗜血的杀手，潜伏在人们身边，让人防不胜防。

研究发现，出现突然倒地，失去意识、停止呼吸和心跳这些猝死的症状，超过八成是由于心脏性猝死导致的，比如急性心肌梗死，而我们的心脏，在日常生活的某些时刻会更为脆弱，也更容易发生猝死，下面，我为您总结了急性心肌梗死的十大"魔鬼时刻"。

其一，暴饮暴食

如果吃得太多，为了消化食物，血液会向胃肠转移，供应心脏的血液也就相对减少，从而加重心肌缺血；如果吃得过于油腻，摄入脂肪太多，也会促进血栓形成，引发心肌梗死；过量饮酒会引起大脑兴奋，心率加快，血压升高，并可诱发心律失常。

建议大家每餐七分饱，清淡饮食，冠心病患者和中老年人别喝酒。

其二，用力排便

用力排便时需要屏住气，腹压升高，血压迅速上升，会增加心脏负担，诱发心绞痛、心肌梗死及恶性心律失常，严重时可能造成猝死。

建议在排便时不要过于用力，大便不顺畅时，可用开塞露等辅助排便，平时也要适当多吃富含膳食纤维的新鲜果蔬和粗粮。

其三，洗澡

洗澡时全身血管扩张，长时间待在密闭缺氧的环境里，容易引起大脑和心脏缺血。

建议不要在饱餐或饥饿的情况下洗澡，洗澡水温应与体温相当，时间不宜过长，年纪较大或者行动不便的人最好在他人帮助下进行。

其四，剧烈运动

剧烈运动会迫使心脏加倍工作，强烈的收缩舒张，造成血压突然升高，心率过快，心肌缺氧，甚至诱发心肌梗死。

建议做好热身运动，最好进行快走、慢跑等较温和的有氧运动，老年人和心脏不好者避免参加竞技性运动。若运动中出现胸闷、气短等不适，应立即坐下休息。

其五，过度悲伤

悲伤情绪无法排解时，交感神经系统会分泌出大量激素，使心跳加速、动脉收缩、降低心脏泵血功能，继而引起胸痛、气短和休克等症状。

建议保持心态平和，不要过度悲观焦虑。

其六，压力过大

连续加班、长期压力过大，交感神经系统会长期处于兴奋状态，导致心脏负担过大，可能引发心脏病。

建议及时休息，劳逸结合，避免连续熬夜加班，学会释放压力和放松身心。

其七，情绪激动

看电视、打牌、下棋时常常久坐不动，若情绪突然激动，血压会一路飙升，心率增快，容易诱发心肌缺血。

建议大家看电视、打牌、下棋时间不要过长，适当起来活动一下，避免情绪激动。

其八，早晨起床

早晨起床时，从"半休眠"状态苏醒过来，人们呼吸心跳加快，血流加速，这时，对心血管的考验比较大，容易出现心脏事件。

建议大家晨起时，在床上活动四肢后再缓慢坐起。

其九，鼾睡

"打呼噜"可能是睡眠呼吸暂停的一个表现，这个疾病在睡眠过程中反复出现呼吸暂停，可导致夜间急性心肌缺血，严重时还会诱发急性心肌梗死。

建议睡觉打呼噜严重的人进行检查和治疗，排除风险。

其十，气温骤变

气温骤变和低温时，容易导致心绞痛、心肌梗死和猝死的发生。一般来说，每年 11 月到来年 3 月是猝死的高峰期，但是夏季人们贪恋空调，室内外温差较大时，也容易引发心脏病。

建议冬天外出应做好保暖，夏季空调不要调得过低，尽量减少血压的波动。

 健哥小结

- 预防心血管事件，不仅关系到冠心病、高血压、糖尿病、高脂血症患者，还关系到每一个人，只有把健康的生活习惯贯彻到日常生活中去，才能远离猝死。

服用维生素片能预防心脏病吗？不能！

相信你也听到过妈妈的唠叨："多吃点水果蔬菜补充维生素。"可是现代人生活节奏快，花时间购买、清洗、烹调，不如吃几片维生素片来得方便。所以，在这个全民养生的年代，除了保温杯泡枸杞，服用各类维生素片也受到很多中老年人甚至年轻人的追捧。

维生素片，效果未知

除上述原因之外，商家的广告也无孔不入，比如说维生素是人体所必需的元素，维生素片的功效数不胜数：防止衰老，增强免疫，预防心脏病，甚至还能抗癌……

这些功效究竟是真是假呢？防止衰老和增强免疫功能，这两项比较难量化，我们姑且不说。而心脏病和癌症，都是疾病范畴，服用维生素片，能有作用吗？

很遗憾，服用维生素片对预防心脏病和癌症的效果并不明确。

你可能还会抱以希望，服用维生素片即使不能预防心脏病和癌症，起码也能强身健体，对身体无害吧。

很遗憾，有充分证据表明，服用维生素 E 对预防心脏病和癌症无益；那些吸烟的人补充 β 胡萝卜素，反而会增加肺癌风险，也会增加心脏病或卒中死亡风险。因此，美国预防服务工作组（USPSTF）最近发布声明[1]，反对通过补充维生素 E 和β 胡萝卜素来预防心脏病和癌症，而复合维生素以及其中单个或联合营养素预防心脏病和癌症的获益和风险尚不明确。

服用维生素片，不如多吃水果蔬菜

那么，补充维生素真的对身体没有好处吗？难道妈妈的唠叨并不科学？

还真不是！

2019 年一项纳入 27 000 名成年人的研究发现[2]，充分的营养摄入可以降低死亡风险，比如适量摄入维生素 K 和镁与死亡风险降低有关；适量摄入维生素 A、维生素 K 和锌与心血管死亡风险降低有关。但是，需要注意的是，这些营养素与全因死亡风险和心血管死亡风险之间的关联，仅限于从食物摄取的来源，而非额外补充剂。换句话说，妈妈让你多吃水果蔬菜，是对的！

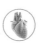

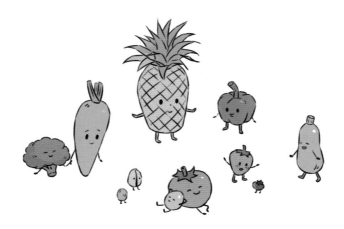

要知道，即使是在太空舱活动的宇航员，在如此独特的生存环境下，他们也只需要补充维生素 D，因为航天器的保护层使他们晒不到太阳[3]。

所以，我们再次重申这个观点，额外补充维生素，不如多吃水果蔬菜！对于普通人来说，富含蔬菜、坚果、全谷物和水果的健康饮食比保健品对健康更有益，维生素片不能代替食物中的营养。

当然，对于营养缺乏的特殊人群，应该遵照医嘱在改善饮食营养的基础上额外进行营养补充。

 健哥小结

- 就目前的科学证据而言，不建议服用维生素片来预防心脏病和癌症。
- 研究发现，从食物中摄取的维生素对健康更有益，是维生素片所不能替代的。
- 所以，要听妈妈的话，多吃水果蔬菜补充维生素！

参考文献

[1] Task Force issues draft recommendation statement on vitamin，mineral，and multivitamin supplements to prevent heart disease and cancer. 2021-5-4. www.uspreventiveservicestaskforce.org.

[2] Chen F，Du M，Blumberg J B，et al. Association among dietary supplement use，nutrient intake，and mortality among U.S. adults：a cohort study. Ann Intern Med，2019，170（9）：604-613.

[3] 维生素的真相. https://www.bilibili.com/bangumi/play/ep126234/.

护心保健品靠谱吗？别乱买了！

数据显示，2013—2020 年中国保健品市场规模持续增长，预计 2021 年中国保健品市场规模将增至 2708 亿元[1]。在这巨额数字背后，是大众对保健品能够改善健康这种观点的信任。

其中，心血管保健品可真不少，像鱼油还在 2019 年畅销榜单名列第十[2]，很受欢迎；辅酶 Q10 更被称为"心脏万能药"；还有心血管保健品界的新秀——维生素 K，这些保健品真有这么强的功效吗？或是言过其实？

辅酶 Q10

辅酶 Q10，又称为泛醌 10，其结构类似于维生素 K，是人体里的一种维生素样物质，由人体自身合成和通过膳食补充。

● 作用

研究发现，服用他汀类药物出现肌肉症状的患者和心力衰竭患者可能与辅酶 Q10 水平低有关。有研究发现，补充辅酶 Q10 可以有效治疗他汀类药物引起的肌肉症状[3]。最近一项荟萃分析结果显示，心力衰竭患者服用辅酶 Q10 可使全因死亡率显著降低 31%[4]。但其具体作用仍需大规模研究进一步验证。

● 如何补充

辅酶 Q10 作为辅助用药对服用他汀类药物出现肌肉症状或者心力衰竭患者可能有一定益处，患者应到心内科由医生评估是否需要用药，如有需要，医生将为你处方具有药品资质的辅酶 Q10。

鱼油

鱼油，是深海鱼体内全部油脂类物质的总称，主要成分是 Ω-3 不饱和脂肪酸，主要用于治疗高甘油三酯血症。

需要强调的是，鱼油和鱼肝油是完全不同的两种药物，大家不要混淆。鱼肝油的主要成分是维生素 A 和维生素 D，用于治疗维生素 A 和 D 缺乏症。

● 作用

研究发现，鱼油制剂可以降低甘油三酯，最近美国心脏病学会（ACC）发表的高甘油三酯血症管理专家共识指出鱼油制剂的两类适用人群，第一类是 20 岁及以上伴有甘油三酯重度升高的成人；第二类是 20 岁及以上，虽然甘油三酯为轻中度升高，但已患有动脉粥样硬化性心血管疾病或糖尿病，又或是有心血管疾病高危风险的人群。共识建议，这两类人群应该使用他汀类药物和纯鱼油制剂来控制甘油三酯。不过，共识也指出，推荐的纯鱼油制剂是处方药物，而非鱼油保健品[5]。

但是，近来有研究表明，每日服用 4 g 鱼油会升高心房颤动发生风险，而每日服用 1.8 g 或 840 mg 鱼油则未发现[6]。

● 如何补充

服用纯鱼油制剂有助于控制甘油三酯，但具体使用需要由心内科医生进行评估和处方。鱼油保健品的效果没有科学依据，不过，你可以每周吃 2 次深海鱼来通过饮食少量补充鱼油。

维生素 K

维生素 K 包括维生素 K_1 和维生素 K_2，维生素 K_1 主要来自绿叶蔬菜，维生素 K_2 来自肉类食品、发酵食品及由肠道菌群合成。

● 作用

维生素 K 可以促进血液凝固，预防骨质疏松，还能预防动脉粥样硬化性心血管疾病。近日，美国心脏协会杂志（*JAHA*）发表的一项纳入 5 万人的研究表明，每天摄入 100 μg 维生素 K_1 或 77 μg 维生素 K_2，降低因动脉粥样硬化性心血管疾病而住院风险的效果最明显[7]。

● 如何补充

绿色蔬菜和肉类等富含维生素 K，每日食用 500 g 深色蔬菜即可满足维生素 K 的摄入，因此，对于正常人不建议额外补充维生素 K。

健哥小结

- 保健品中的某些成分，如辅酶 Q10、鱼油、维生素 K，作为一些疾病的辅助用药有一定作用，但不等于保健品具备同等作用。
- 使用营养补充剂，应在医生评估后，处方具有药品资质的产品。

- 最好的保健品不用购买，平时注意低盐低脂、均衡饮食、加强运动、戒烟限酒、保持心态平和，就是最好的保健品。

参考文献

［1］艾媒咨询. 2021Q1 中国保健品及 NMN 市场研究报告. 2021-02-13. https://www.iimedia.cn/c400/76991.html.

［2］前瞻产业研究院. 预见 2021：《2021 年中国保健品产业全景图谱》（附市场规模、竞争格局、销售渠道等）. 2020-12-31. https://www.qianzhan.com/analyst/detail/220/201231-c24ecf0f.html.

［3］Raizner AE，Quiñones MA. Coenzyme Q10 for patients with cardiovascular disease：JACC focus seminar. J Am Coll Cardiol，2021，77（5）：609-619.

［4］Khan MS，Khan F，Fonarow GC，et al. Dietary interventions and nutritional supplements for heart failure：a systematic appraisal and evidence map. Eur J Heart Fail，2021，23（9）：1468-1476.

［5］Virani S S，Morris P B，Agarwala A，et al. 2021 ACC expert consensus decision pathway on the management of ASCVD risk reduction in patients with persistent hypertriglyceridemia：a report of the American College of Cardiology Solution Set Oversight Committee. J Am Coll Cardiol，2021，78（9）：960-993.

［6］Curfman G. Omega-3 fatty acids and atrial fibrillation. JAMA，2021，325（11）：1063.

［7］Bellinge JW，Dalgaard F，Murray K，et al. Vitamin K intake and atherosclerotic cardiovascular disease in the Danish diet cancer and health study. J Am Heart Assoc，2021，10（16）：e020551.

心理不健康　心脏会遭殃

说起心脏病的诱因，很多人先想到吸烟，饮食不健康，或者缺乏运动等，这些确实会增加高血压、心脏病等心血管疾病的发病风险，但是，我们常常忽略精神心理因素。

其实，你的思维、态度和情绪同样重要，出现心理问题不仅会诱发心脏疾病，还会加重心脏病的病情。

压力山大

首先来说说精神压力。你是否常常感到来自家庭、工作或者其他方面的压力？

有的人能够化压力为动力，通过积极的改变来化解压力，有的人面对压力，会变得脾气暴躁、疲惫、心烦意乱，甚至出现精神不集中、食欲不振、影响睡眠等情况。

而你处理压力的方式，会影响到你的心脏。如果压力使你变得易怒，你患上心脏病的可能性就更大，原因可能是与情绪相关的精神压力会带来交感神经过度兴奋，从而引发心脏以及血管损伤。临床上，常见由于剧烈情绪爆发（如离婚、亲人离世、争吵、恐惧）而诱发的应激性心肌病。

抑郁

其次来关注抑郁症。抑郁，常常表现为情绪低落，患者往往郁郁寡欢、沉默寡言，甚至出现失眠、不易描述的身体不适、体重减轻、食欲不振、头痛等症状。

根据调查数据估算，我国抑郁症患者多达 5000 万[1]。抑郁和心血管疾病关系密切，抑郁症是冠心病的独立危险因素，换句话说，即使没有高血压、吸烟、肥胖等其他危险因素，患上抑郁症也可能诱发冠心病。冠心病患者中，有一半以上同时合并抑郁症，这些患者预后更差[2]。

焦虑

最后，还有焦虑。如果您常常感到特别担心、紧张、害怕或者恐惧，对小事失去耐心，容易抱怨，甚至坐卧不安，出现口干、出汗、心悸、呼吸困难、头晕、恶心等症状，应该注意是否为焦虑状态。

焦虑也会显著增加冠心病的发生风险，对健康人来说，焦虑是冠心病发生的独立而且重要的危险因素，同时，对冠心病患者来说，焦虑也是导致预后不良、病死率增加的危险因素。

心理 & 心脏

慢性压力、抑郁、焦虑、愤怒、悲观、孤独等消极的心理状况可能通过多种机制影响心脏健康，比如升高血压、影响心律、降低消化功能、诱发炎症等，另外，消极的心理状况还会促进不健康的生活方式，比如吸烟、减少活动、不良饮食、不规律服药等，从而增加心脏疾病风险。

那么，我们应该如何保持健康的心理状态呢？

其实，每个人都会感受到快速的生活节奏和巨大的竞争压力，不要一味地压抑和掩饰，要找到适合自己的情绪管理方式，积极地正视负面情绪，乐观地面对精神压力，科学地管理不良情绪。

具体来说，当你感到压力、抑郁或者焦虑时，可以试试做几个深呼吸，把情绪写进日记里，做一做冥想，如果还是情绪不佳，和你的朋友、家人或者同事聊一聊天，或者和您信任的医生谈谈心，前往精神科专科就诊，相信这些会帮助您尽快摆脱消极的心理状态。

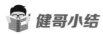

- 我们的心理和身体是相互影响的，心理健康会影响心脏健康，心血管疾病也可能导致心理问题。
- 持续的精神压力、抑郁和焦虑状态增加心血管疾病发病风险，积极、向上的心理状态，比如幸福、感恩、同情心、自信以及希望等，可以预防心血管疾病。
- 关注心理健康，积极乐观地面对生活，会让您的心脏更健康。

参考文献

［1］Huang YQ，Wang Y，Wang H，et al. Prevalence of mental disorders in China：a cross-sectional epidemiological study. Lancet Psychiatry，2019，6（3）：211-224.
［2］杨静娜，赵燕.冠心病合并抑郁障碍的研究进展.心血管病学进展，2017，38（1）：28-33.

您是否也患了"精神感冒"？

抑郁症，就像"感冒"一样常见，因此也被称为"精神感冒"。在我国城市中进行的统计显示，重度抑郁症发病率为6.0%，其中90%以上还没有被诊断[1]。

抑郁症是冠心病的独立危险因素，那些尚未诊断的"精神感冒"患者，很多都匿藏在冠心病患者当中[2]，而且两种疾病会相互影响导致病情恶化。因此，尽早识别抑郁状态，尽早进行充分治疗，可以显著地改善预后，减少心血管事件，降低病死率。

抑郁症的症状

抑郁症主要表现为情绪低落、思维迟缓和意志活动减低。常见的症状包括三个方面：

情感症状：自我感受或他人可感觉到的心情低落，高兴不起来，兴趣减退或丧失，无法体会到幸福感，有罪恶感、无价值感和无助感，甚至莫名其妙出现悲伤，且不会随环境的变化而好转。

躯体症状：失眠、早醒、食欲下降或暴饮暴食、体重下降、性欲减退，部分患者可以出现持续性消化不良，治疗后无好转，局部疼痛或心慌等症状。

认知症状：难以集中精力、记住细节或做出决定、对自我和周围环境漠不关心。

如果有情绪低落或者伴随躯体症状持续 2 周以上，影响正常的工作和生活，应该及时到医院就诊寻求专业治疗。

抑郁症是一种病

很多人会下意识地把抑郁症和"心情不好""想不开"或者"心眼小"相提并论，但事实上，抑郁症不是一种悲观失落的心情，也不是一种短暂的情绪，更不是因为"作"或者矫情，而是一种确切的疾病。

若是抑郁症得不到有效的治疗，将发展为重度抑郁症，患者悲观厌世，甚至会有自杀企图或行为。我们熟知的海明威、三毛、梵高，都是因抑郁症而选择自杀来结束生命。根据世界卫生组织数据，全世界每年因抑郁症自杀死亡的人数估计高达100万。

美国心理学家史培勒说："抑郁症往往会袭击那些最有抱负、最有创意、最认真工作的人。"所以，如果您发现身边有人患有抑郁症，请一定不要说：你要努力啊，你想太多了，你要坚强点……这些说辞对抑郁症患者来说无疑是雪上加霜。您应该给予他们温暖和鼓励，让他们尽早接受治疗，陪伴他们走出阴霾。

 健哥小结

- 抑郁症就像一场"精神感冒"，患者众多，冠心病患者合并抑郁症的概率高达五成，其生活质量更低，再住院率和死亡风险更高[3]。若能早些识别抑郁状态，并且进行有效治疗，可以降低心血管事件发生率。
- 抑郁症是一种慢性疾病，我们应该给予抑郁症患者更多的理解和关怀，让他们早日走出精神的牢笼。

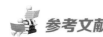 **参考文献**

[1] Gupta S，Goren A，Dong P. Prevalence，awareness，and burden of major depressive disorder in urban China. Expert Rev Pharmacoecon Outcomes Res，2016，16（3）：393-407. doi：10.1586/14737167.2016.1102062.

[2] Ren Y，Yang H，Browning C，et al. Prevalence of depression in coronary heart disease in China：a systematic review and meta-analysis，Chin Med J（Engl），2014，127（16）：2991-2998.

[3] 杨静娜，赵燕. 冠心病合并抑郁障碍的研究进展. 心血管病学进展，2017，38（1）：28-33.

守护心脑，不可无"果"

临床上，心血管疾病和脑血管疾病有着相似的危险因素和治疗策略，因此，两类疾病的预防措施大部分是一致的。

比如，在饮食上推荐每天食用适量坚果，有益心、脑血管健康。但具体来说，坚果有什么益处？应该吃哪些坚果，吃多少合适呢？

坚果对心脏的益处

吃坚果对心、脑血管健康有什么益处呢？可以看看临床研究结果是怎么说的：

既往发表于《美国心脏病学会杂志》的一项研究揭示，比起不吃坚果的人，每周吃 5 次坚果（每次 28 g）以上的人患心血管疾病的风险降低 14%，其中冠心病发病风险可降低 20%[1]。

最近日本也做了一项相关研究，对 7 万多名年龄在 45 ～ 74 岁的日本成年人进行了约 15 年的随访调查，结果发现，与不吃花生的人相比，平均每天吃 4 ～ 5 粒花生的人发生包括脑卒中和心脏病在内的心、脑血管疾病风险降低 13%，其中缺血性脑卒中（脑梗死）的风险更是降低了 20%，而且这一结果在男性和女性中没有差异[2]。

还有另一项针对老年人的研究，该研究把 600 多名 63 ～ 79 岁的老年人分为两组，一组在日常饮食中每天添加半杯核桃（30 ～ 60 克 / 天），另一组则不吃任何坚果。两年后，分析发现，吃核桃组的老年人总胆固醇和低密度脂蛋白胆固醇（坏胆固醇）水平显著下降，男性下降幅度更大，坏胆固醇水平降低了 7.9%[3]。

当然，类似的研究还有很多，结果基本一致，认为坚果除了富含蛋白质，还含有不饱和脂肪酸、膳食纤维、维生素 E、植物甾醇等多种有益于心血管健康的成分。

坚果应该怎么吃?

不过，吃哪种坚果，该吃多少分量? 还是有讲究的。

常见的坚果按照果实富含物质，可以分为油脂类坚果和淀粉类坚果，油脂类坚果富含油脂，如核桃、榛子、杏仁、松子、花生、葵花籽等; 淀粉类坚果富含淀粉，油脂不多，如栗子、莲子、芡实等。前面提到，坚果中的不饱和脂肪酸有益于心脏，因此，选择油脂类坚果更好。

不过，建议选择原味坚果，既可以作为零食，也可以作为烹调辅料入菜或者做粥。避免选择深加工的坚果，食用加入巧克力、糖或者盐等辅料的坚果，由于辅料过多，可能会抵消坚果对心脏的益处。

而且，坚果虽然有益，但其中脂肪含量还是很高的，在注意"多样性"的同时，不可贪多。我国膳食指南推荐，每天吃 2 种，每周吃 5 种以上坚果类食物，每周食用 50 ～ 70 g，也就是大概每天 10 g 左右[4]。如果不小心吃多了，应该相应减少正餐饮食的总能量摄入。

健哥小结

- 研究发现，每天食用适量坚果，可以降低包括脑卒中和心脏病在内的心、脑血管疾病发病风险。
- 坚果虽好，也需适量，建议每天食用 10 g 左右，如果摄入过多，应该减少正餐的能量摄入。

● 选择时优选原味坚果，摄入多种坚果更有益，作为零食或者烹调入菜均可。

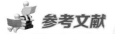 **参考文献**

［1］Guasch-Ferré M，Liu X，Malik VS，et al. Nut consumption and risk of cardiovascular disease. J Am Coll Cardiol，2017，70（20）：2519-2532.

［2］Ikehara S，Iso H，Kokubo Y，et al. Peanut consumption and risk of stroke and ischemic heart disease in Japanese men and women：the JPHC study. Stroke，2021，52（11）：3543-3550.

［3］Rajaram S，Cofán M，Sala-Vila A，et al. Effects of walnut consumption for 2 years on lipoprotein subclasses among healthy elders：findings from the WAHA randomized controlled trial. Circulation，2021，144（13）：1083-1085.

［4］中国营养学会 . 中国居民膳食指南［M］. 北京：人民卫生出版社，2016.

心脏病患者过冬"宝典"

冬季是心肌梗死高发的"魔鬼季节"，特别是寒潮来临时，寒冷刺激体表的小血管收缩，导致血压升高，容易诱发心绞痛、心肌梗死、心力衰竭等疾病发病和急性加重。如果生活在北方，属于冠心病或高血压等慢性疾病患者，或者老年人，则更要重视。

心脏病 @ 冬季

为什么心脏在冬季会变得"脆弱"呢？

主要与气温低、运动少、吃得多、常感染这四个因素相关。

当身体感受寒冷，体表的毛细血管收缩、心率加快、血压升高，会使心脏的"工作压力"增大，可能诱发心绞痛或者心肌梗死；血压波动，也容易诱发心脑血管疾病。

冬天大家经常"宅"在家里，活动减少，更容易摄入高脂肪、高热量食物，升高胆固醇水平，促进动脉粥样硬化。

体质差的老人在冬天常常合并感冒、流感等呼吸道感染，也容易诱发急性心肌梗死和猝死。

心脏病患者安稳度过冬季

那么，心脏病患者能不能采取措施预防冬季发病呢？

答案是肯定的。要避开心肌梗死，安然过冬，建议您注意以下五个方面：

第一，保暖！保暖！保暖！不论您是否患有心脏病，都建议不要为了风度丢弃温度，毕竟冷不冷，只有自己知道。心脏病患者注意带上帽子和围巾，保护头部和颈部。

第二，饮食莫太补。冬季不要盲目进补，避免高脂高盐饮食，心脏病患者还是要荤素搭配，低盐饮食为宜。

第三，适度做运动。即使在家里，也要尽量减少久坐，适度运动可以促进血液循环。若要进行户外运动，应在太阳出来后再外出，而且运动时也应注意保暖。避免在清晨、晚上或雾霾天气运动。

第四，疫苗防流感。建议心脏病患者每年接种流感疫苗，避免重症流感及其引发的心血管事件。

第五，加强疾病自我管理。心脏病是慢性疾病，患者的自我管理是长期稳定病情的"不二法宝"。疾病自我管理，具体包括以下五点。

（1）自我监测，比如家庭自测血压、血糖、心率，心力衰竭患者还应监测体重、出入量等。

（2）遵照医嘱按时用药，不擅自加减剂量和停药，并且关注服药注意事项。

（3）根据医生建议坚持健康的生活方式，比如戒烟、规律运动、健康饮食等。

（4）定期到医院复诊，就诊时把监测记录给医生作为病情参考。

（5）出现症状及时就诊，不要忽视身体出现的症状，出现压榨性心前区疼痛，或者左肩、下颌、胃部疼痛，伴有恶心呕吐、大汗淋漓、呼吸困难；或者在没有饥饿、劳累等诱因下出现心悸、头晕甚至晕厥，可能是急性心脑血管事件的征兆。这时候不要犹豫，应该立即拨打"120"急救电话。

 健哥小结

- 冬季是心脏病的高发季节，与气温寒冷、运动减少、饮食增多、感染频繁有关。
- 预防心脏病发作，需要注意防寒保暖、适度运动、健康饮食、预防感染。
- 心脏病患者在冬季还应加强自我管理，别让急性心脑血管事件有可乘之机。

第二节　已病求治

发现陈旧的心肌梗死，需要处理吗？

前不久，朋友老周给我来电，寒暄一番之后，他向我咨询：最近单位组织体检，他的心电图检查提示陈旧性心肌梗死，他说从来没出现心脏不舒服，怎么会得心肌梗死呢？

仅用心电图判断不靠谱

临床上，像老周这样的情况还真不少，遇到这种情况，您需要知道的是，陈旧性心肌梗死，不能单靠心电图来判断。

除了陈旧性心肌梗死，另外还有一些疾病，比如存在肥厚型心肌病、感染或脑血管意外等情况，或者正常人在某些特殊情况下，心电图检查也可能出现类似心肌梗死的改变[1]。

如果有之前的心电图，可以请医生进行对比，如果心电图一直如此，就不必惊慌，也无需治疗。

若没有心电图可作对比，而且还有高血压、糖尿病等高危因素，那么就需要进一步检查确诊，常用的检查方法有动态心电图、平板运动试验、超声心动图、核素运动心肌显像、心脏核磁等。

无症状性心肌梗死

像我的朋友老周，患有糖尿病 6 年了，这时心电图提示陈旧性心肌梗死，就需要进一步检查来排除是否刚发生了、或者既往发生过无症状性心肌梗死。

无症状性心肌梗死，也称为静息性心肌梗死，这些患者可以检查出心肌梗死的证据，但患者自觉没有心肌梗死的病史和症状，多见于年纪大和糖尿病患者。临床上，在非致死性心肌梗死的患者中，有 5% ～ 30% 属于无症状性心肌梗死[2]。

发生无症状性心肌梗死，一方面可能由于梗死面积较小，因此症状较轻；另一方面可能由于患者对疼痛不敏感，比如糖尿病患者常常有神经病变导致对疼痛感觉迟钝。

有症状却未就诊的心肌梗死

除了无症状性心肌梗死患者，还有一些有症状，却硬扛过来的心肌梗死患者。

不少患者发现了陈旧性心肌梗死后，在我们一再追问下，才回忆起曾经有过胸痛、胸闷，甚至濒死的症状，只是这些症状可能经过几个小时，或者几天后逐渐缓解了。

要提醒您的是，有症状不能硬扛，该去医院就要去医院，这次能扛过去不代表下一次也能扛过，有胸闷、胸痛症状一定要就医！

陈旧性心肌梗死怎么治？

如果确定患者发生了陈旧性心肌梗死，心肌梗死病灶虽然陈旧，心肌梗死治疗却不可马虎。临床需要根据患者心肌梗死情况来进行个体化治疗，一般有以下两种情况：

第一种，梗死面积不大，这时应该按照冠心病进行药物治疗，主要是预防心肌梗死复发。

第二种，梗死面积较大，这时还需要进一步检查判断心肌梗死后存活心肌的数量，如果存活心肌较多，可考虑采取介入治疗或者冠脉搭桥手术，来缓解这些存活心肌的缺血状态，才能很好地改善患者的心功能，提高生活质量和远期生存率。如果梗死面积已达到或超过正常心肌的40%，而且出现心力衰竭的表现，应该按照心力衰竭进行治疗。

健哥小结

- 心电图提示陈旧性心肌梗死，常见三种情况，包括其他情况引起的心电图改变及正常人的心电图变异、无症状性心肌梗死和未就诊的心肌梗死。
- 若确定为正常人的心电图变异，一般无需治疗。
- 若为无症状性心肌梗死或未就诊的心肌梗死，需要根据患者的病变情况来确定采取药物或者手术治疗。

参考文献

［1］万学红，卢雪峰.诊断学.第9版.北京：人民卫生出版社，2018.

［2］Gibson CM. Silent Myocardial Infarction：Listen to the Evidence. J Am Coll Cardiol，2018，71（1）：9-11. doi：10.1016/j.jacc.2017.10.069.

冠心病患者如何进行居家管理？

随着新冠肺炎疫情席卷全球，疫情相关研究发现，老年新冠肺炎患者以及合并哮喘、糖尿病、冠心病等基础疾病患者的比例更高，同时更容易发展为重症新冠肺炎患者。因此，不少冠心病患者减少了不必要的出行，经常"宅"在家里。不过，即使在家，也不能放松冠心病治疗。

冠心病患者不能停药

那么冠心病患者在居家期间药物治疗需要调整吗？

冠心病是慢性疾病，需要长期药物治疗。如果病情稳定，就不需要调整药物，规律服药即可。

在这期间，患者需要观察自己的病情变化，比如心率、血压是否异常，是否出现胸痛、胸部不适、头晕等症状，若出现症状，建议先远程咨询熟悉的医生，如果出现持续胸痛、大汗淋漓，建议马上拨打"120"寻求急救帮助，到医院后按照医院要求做好防护措施。

如果家里的药吃完了，怎么办呢？

必须提醒冠心病患者，千万不能停药，如果擅自停用抗血小板药物、他汀类药物，会使您发生心脑血管事件的风险大大升高。

如果家里没有药了，一定要到附近医院或正规药店及时补充。去医院之前通过电话或者网络了解医院的防疫措施，准备好所需资料，按照医院防疫要求前往就没有问题。

饮食运动多注意

大家宅在家里，全民练就了好厨艺，那冠心病患者的饮食又需要注意什么呢？

冠心病患者还是要注意低盐低脂饮食，在保证热量摄入的基础上均衡膳食。大家可以参考由中华医学会肠外肠内营养学分会提出的《关于防治新型冠状病毒肺炎感染的饮食营养专家建议》，依据这些原则来指导烹调美食，既顾及营养，又顾及健康。

说完饮食就该说运动了，冠心病患者应该怎样进行居家运动锻炼呢？

生命在于运动，我们建议有条件的冠心病患者每天抽出30分钟进行中等强度的有氧运动。

最后，还要提醒大家，疫情虽然应该重视，但不必过于恐慌和焦虑，生活仍在继续，规律作息、乐观心态，是保证我们身心健康的重要前提。相信，在党中央的领导下，全社会的共同努力下，我们一定会取得这场战役的最终胜利！

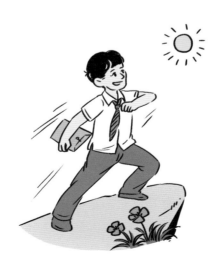

健哥小结

- 由于新冠肺炎疫情，不少冠心病患者减少外出，但居家期间也要注意冠心病管理。
- 做到规律服药，监测病情，是维持冠心病病情平稳的关键，若出现持续胸痛、大汗淋漓，要及时就诊。
- 合理饮食，适当运动，规律作息和乐观心态，这些良好的生活习惯，是爱惜自己和爱护家人的最好措施。

【扩展阅读】

《关于防治新型冠状病毒感染的饮食营养专家建议》——中华医学会肠外肠内营养学分会（CSPEN）

当前新型冠状病毒肺炎（简称新冠肺炎）流行，病毒毒力、个人易感性和抵抗力是发病的关键，良好的个人营养状况可以降低发病风险并改善疾病预后。新冠肺炎流行期间，除了尽量避免接触病源外，个人及家庭应该保证良好的营养状况，增强抵抗力。

为此，作为我国临床营养的权威专业学术组织，中华医学会肠外肠内营养学分会（CSPEN）提出了10条关于防治新冠肺炎流行的饮食营养专家建议。

1. 每天摄入高蛋白类食物，包括鱼、肉、蛋、奶、豆类和坚果，在平时的基础上加量；不吃野生动物。

2. 每天吃新鲜蔬菜和水果，在平时的基础上加量。

3. 适量多饮水，每天不少于 1500 ml。

4. 食物种类、来源及色彩丰富多样，每天不少于 20 种食物；不要偏食，荤素搭配。

5. 保证充足营养，在平时饮食的基础上加量，既要吃饱、又要吃好。

6. 饮食不足、老人及慢性消耗性基础疾病患者，建议增加商业化肠内营养剂（特医食品），每天额外补充不少于 500 大卡。

7. 新冠肺炎流行期间不要节食，不要减重。

8. 规律作息及充足睡眠，每天保证睡眠时间不少于 7 小时。

9. 开展个人类型体育锻炼，每天累计时间不少于 1 小时，不参加群体性体育活动。

10. 新冠肺炎流行期间，建议适量补充复方维生素、矿物质及深海鱼油等保健食品。

中华医学会肠外肠内营养学分会

在家突发胸痛怎么办？

疾病常常是说来就来，要是居家期间突发胸痛，应该怎么办呢？

需要注意的是，不是所有的胸痛都是急危重症，引起胸痛的疾病有很多，这里教你一些简单的甄别方法。

首先，如果患者出现胸痛，并且伴有意识障碍、晕厥、大汗、手脚湿冷、呼吸困难、脉搏细弱等症状，这属于高危胸痛，应该立刻拨打"120"寻求急救援助。

若患者没有上述伴随症状，了解患者是否有胸痛相关的病史，比如冠心病、肺部疾病等，再综合以下五个方面判断可能的病因。

第一，胸痛的部位

一般来说，胸痛位于胸骨后或者心前区，痛处固定，并且向左肩部放射，可能是心绞痛或心肌梗死所致。

若疼痛位于胸背部，并向下放射至下腹、腰部与两侧大腿内侧和下肢，可能是主动脉夹层所致。

胸痛出现在一侧胸部或者靠近腋下，可能是肺部疾病所致。

第二，胸痛的性质

心绞痛或心肌梗死患者发作时感到压榨性疼痛，有窒息感或濒死感。

主动脉夹层常常出现撕裂样剧痛或锥痛。

胸膜炎则常为隐痛、钝痛或者刺痛，并随着呼吸动作加大而加重。

带状疱疹局部皮肤有触痛，呈刀割样或烧灼样剧痛。

肋间神经炎常表现为胸部针刺样疼痛。

第三，胸痛的诱发因素

心绞痛、心肌梗死常在劳累、情绪激动、气候骤变、饱餐等情况下诱发。

气胸多见于瘦高的健康年轻人或慢性肺疾病患者，多发生在持重物、屏气、剧烈活动或咳嗽后。

肺栓塞多发生于骨折、脑卒中、瘫痪等长期卧床患者，长时间久坐也可能诱发。

反流性食管炎常常在饱餐后平卧位或弯腰时出现。

第四，胸痛的伴随症状

心肌梗死常伴有大汗淋漓、面色苍白、恶心、呕吐等症状。

肺部疾病常常伴有发热、咳嗽、咳痰，甚至胸闷气短等症状。

反流性食管炎则可伴有反酸、烧心、反胃、咳嗽等症状。

第五，胸痛的缓解方式

心绞痛经过休息或者含服硝酸甘油后，在 5 ～ 15 分钟一般能够缓解；而这个方式对心肌梗死则无效，常常持续疼痛 30 分钟以上。

肺炎、胸膜炎患者应用抗感染药物可减轻症状。

根据以上判断，若怀疑患者为主动脉夹层、气胸或者肺栓塞，也应该马上拨打"120"急救电话。

如果怀疑患者为心绞痛或心肌梗死，应该让患者停止一切活动，安静坐着或者躺着休息。如果患者血压不低（90/60 mmHg以上），心率在正常范围（60 ～ 100 次 / 分），没有青光眼或者硝酸甘油过敏的情况下，可以舌下含服硝酸甘油，如若 5 分钟内症状没有缓解，可以再次含服，但是，不能超过 3 次。如果有条件，可以让患者吸氧。如果 15 分钟内连续服用 3 次硝酸甘油仍然无效，或者胸痛剧烈，应立刻拨打"120"急救电话。如果患者意识突然丧失，呼吸、心跳停止，应该立刻开展心肺复苏。

如果判断患者并非高危胸痛，可远程咨询相关医生，再采取进一步的措施。

健哥小结

- 虽然疫情有好转趋势，但是仍然建议慢性疾病患者尽量居家。
- 若出现胸痛，不要慌张，首先判断是否为高危病症，若是，应立即拨打急救电话。

● 其次，可以根据胸痛的部位、性质、诱发因素、伴随症状和缓解方式来判断可能的病因，并采取相应措施。

　　胸痛不全是重症，

　　甄别病因很关键。

　　居家一起学知识，

　　突发疾病有对策。

【扩展阅读】

心搏骤停后的 4 ～ 6 分钟，心肺复苏的"黄金时间"

　　如果能在发生心搏骤停的 1 分钟之内开始进行心肺复苏，90% 以上的猝死患者还有生还机会，而每延迟 1 分钟救治，存活率就会下降 10%，10 分钟后再开始心肺复苏，存活率几乎为 0。因此，发生心搏骤停后的 4 ～ 6 分钟是进行救治的"黄金时间"。

　　目击者怎么进行心肺复苏？

　　一唤：判断是否有意识： 如果患者突然倒地，应该先跟他说话，轻拍双肩，如果没有应答，则视为无意识。

　　二看：判断是否有呼吸和脉搏： 如果患者没有意识，应在 10 秒内观察他的胸廓有没有起伏、触摸颈部侧前方的动脉是否有搏动。

　　三呼：呼叫"120"急救系统： 判定患者没有意识、没有呼吸或脉搏后，应立即拨打电话呼叫"120"。

　　四复苏：开始心肺复苏

　　进行心肺复苏时，首先要检查患者口腔内是否有异物，如果有，要及时清理；把患者平放在平坦而坚硬的平面上，如地面；解开患者的上衣。

随后，进行胸外按压。保持跪坐姿势，伸出一手，把掌根放到患者两乳头连线的中点，并翘起手指，另一只手压覆在其手背上并且手指相扣。利用上半身的重量，垂直、用力地往下压。注意，肘部不可弯曲，手臂伸直，肩膀位于手掌的上方，使按压的力量直接作用在患者的胸骨上。

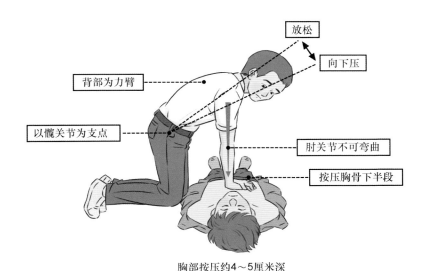

胸部按压约4～5厘米深

心肺复苏示意图

如果被救者是普通成年人，按压胸廓的幅度需要下沉5～6厘米，按压速度要达到100～120次/分，差不多每秒2次，按压下去后，要让胸廓充分回弹。

胸外按压30次后，需要进行人工呼吸2次。方法是，一手按在患者前额下压令其仰头，另一手托起患者下巴，捏住患者鼻子，用嘴巴包住患者嘴巴，然后吹气。每次吹气的时

间在 1 秒以上，吹气时，如果看见患者胸廓隆起，说明人工
呼吸有效。

每组心肺复苏，包括 30 次胸外按压和 2 次人工呼吸，5 组
为 1 个循环。心肺复苏不能中断，需要一直坚持到被救者恢复
意识或者专业救护人员到场。如果不愿意做人工呼吸，坚持做
胸外按压直到救护人员到场也可以。如果单人体力不支，可以
多人接力，关键是要保证心肺复苏的质量。

心肌梗死，怎么救治？

在国家疫情防控政策下，人们生活逐渐回归正常，医院救
治也一样。如果出现上一篇所述的胸痛症状，怀疑发生心肌梗
死，应该怎么办呢？

胸痛及时拨打"120"

出现疑似心肌梗死症状，首先不要慌张，应该立即停止活
动，保持镇静。

如发病时有他人陪同，请旁人拨打"120"急救电话，您
只需平静等待救援即可。

如果身边没有他人，应该在保证自身安全的情况下自己拨
打"120"急救电话，告知接线员您所在的正确位置，把房门
打开，以便急救人员顺利到达。之后，在靠近门的位置平卧休
息，若携带有急救用药可舌下含服一片硝酸甘油，可在专业医
生指导下口服阿司匹林以及氯吡格雷（或替格瑞洛），并耐心
等待急救人员到达。

如果患者出现意识丧失，目击者应让患者保持平卧位，如

有经过心肺复苏培训的人员在场，应尽快进行胸外按压；若在公共场所，如剧院、商场、地铁等可获取到自动体外除颤器（AED）时，可尽快进行电除颤。

争取120分钟黄金救治时间

发生心肌梗死，"时间就是心肌、时间就是生命"！要是能在120分钟之内开通血管，可以挽救大部分的心肌细胞，但如果超过120分钟，心肌坏死范围扩大，后续很可能会引起心力衰竭、心律失常甚至猝死。因此，心肌梗死后的120分钟被称为黄金救治时间窗。

近年来，全国各地大力建设具备胸痛救治能力的胸痛中心，急性心肌梗死患者在被送往医院的过程中就已经开始获得有效救治，到达医院确诊后，可尽快进行急诊心脏介入手术，通过血栓抽吸、置入冠脉支架等方法开通堵塞的血管。

但是，如果胸痛中心距离比较远，或者由于患者病情复杂需要转到上级医院救治，也可以采取早期溶栓治疗，比起操作复杂的介入治疗，溶栓治疗更加简便易行，大多数医院能在接诊患者30分钟之内启动溶栓治疗。而且研究发现，对于发病3小时以内的患者，溶栓治疗的即刻疗效与直接冠脉介入治疗基本相似。

因此，如果评估患者不能在120分钟内进行冠脉介入治疗，而且符合溶栓适应证，没有溶栓禁忌证，应该尽快进行溶栓治疗，第一时间溶栓可以挽救更多存活心肌，改善心功能，为随后的救治争取时间。

健哥小结

- 出现急性胸痛，应该怀疑心肌梗死，立刻拨打"120"，保持冷静，等待救援。
- 发生心肌梗死，120分钟是黄金救治时间，若能在这个时间窗内，通过冠脉介入治疗，或者溶栓治疗开通堵塞的血管，可以挽救大部分心肌细胞。
- 心肌梗死救治，牢记两个120！

老李的心肌梗死为何又复发？

患者老李，今年62岁，这次是因为心肌梗死入院，但这并不是老李第一次发生心肌梗死，就在半年前，老李就因为心肌梗死入院，由我完成的急诊介入手术，手术挺成功，老李也恢复得很不错。但为什么老李再一次出现心肌梗死呢？

原来，上次手术后，我叮嘱老李长期服用抗血小板药物，但他被药品说明书中提及的不良反应和道听途说的各种药物副作用给吓着了，担心药物引起更大的麻烦，因此自己做主停药了。这就是老李再次心肌梗死的主要原因！

老李这个病例很有代表性。最近我国一项研究发现，出院后没有坚持用药的急性心肌梗死患者竟然接近半数！该研究观察了来自全国53家医院，4001名急性心肌梗死患者出院后的服药情况，将近三成患者在出院后的第一个月就没有按照医嘱服药，而1年内坚持服药的患者也仅占52.9%。那些没有坚持用药的患者，在出院1年内心血管事件风险增加了39%；而那些任何药都没有服用的患者，在出院1年内发生心血管事件的风险增加了 3 倍[1]。

在支架置入术后，一般需要长期服用双联抗血小板药物（简称"双抗"），如果患者的血压、血糖、血脂在异常范围，也需要服用相应的药物来治疗。

"双抗"治疗的目的是预防支架内形成血栓，无论是何种材质的金属或者合金支架，对人体血管来说都是"异物"，如果不进行抗血小板治疗，随时可能发生血栓。"双抗"治疗比"单抗"治疗更有效。

而服用其他药物的目的，是控制危险因素。无论是介入治疗还是冠脉搭桥手术，都只是通过重建血管的局部结构，或者绕道冠脉病变，而改善冠脉供血，最终缓解缺血症状。但是，冠心病依然存在，导致心肌梗死的危险因素也依然存在，所以，为了治疗上述疾病，预防再次心肌梗死，患者必须终身服药来控制血压，调节血脂，改善血糖水平。

另外，这里也简单地说一下药物副作用，药物是把双刃剑，在起效的同时也可能发生不良反应。严格地说，几乎所有药物在一定条件下都可能引起不良反应，但是，只要合理使用，就能避免或使其危害降到最低。

健哥小结

- 冠脉支架置入术是缓解心肌缺血症状的有效手段，而术后长期服药是预防再次发生血栓事件的重要措施。
- 药物虽然是把"双刃剑"，但是，医生一定会权衡利弊，给您制订最合适的用药方案，请您务必遵照医嘱坚持用药，切勿擅自停药！

参考文献

[1] Shang P，Liu G G，Zheng X，et al. Association between medication adherence and 1-year major cardiovascular adverse events after acute myocardial infarction in China. J Am Heart Assoc，2019，8（9）：e011793.

别吸烟了，小心心肌梗死复发！

不少患者认为，得心肌梗死后放了支架，血管开通就算治愈了，不会再复发。

这是非常错误的认知。

研究发现，第一次急性心肌梗死后幸存的患者，20%会在第1年内发生第2次心血管事件，另外，发生严重冠脉事件患者中，约有一半是既往心肌梗死的患者[1]。而且，再次发生心肌梗死，病情更严重，病死率更高。

因此，发生了一次心肌梗死的患者，需要注重预防心肌梗死复发。

预防心肌梗死复发，重在戒烟

大家知道，预防发生第一次心肌梗死，称为"一级预防"。

在此预防中，对危险因素的重要性排序是这样的：高血压＞吸烟＞高胆固醇＞糖尿病。

预防心肌梗死复发，称为"二级预防"，那么，心肌梗死二级预防措施的重要性排序跟一级预防一样吗？近日《美国心脏学会杂志》发表的一项研究给我们一些启示。

这项研究的对象是880名45岁之前发生心肌梗死或者冠

脉狭窄超过 70% 的冠心病患者，研究进行了 20 年的随访，结果发现这些患者中超过 1/3 再次发生了严重的冠脉事件，其中，心肌梗死复发最为常见。

研究发现，复发事件与持续吸烟、炎症性疾病（如肝炎、多关节炎等）、糖尿病和多支血管病变关系更为密切，其中，持续吸烟对预后影响最大[2]。

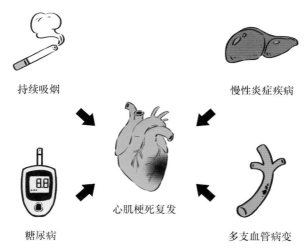

持续吸烟　　　　　　　　　　　慢性炎症疾病

心肌梗死复发

糖尿病　　　　　　　　　　　　多支血管病变

心肌梗死复发危险因素

可见，在心肌梗死复发过程中，吸烟起到了重要的促进作用，那么，戒烟对预防心肌梗死复发的作用又如何呢？早前的一项研究，汇总了将近 6000 名患者数据，结果发现戒烟可降低 50% 的心血管死亡率，是最有效的二级预防策略[1]。

戒烟好处看得见

但是，我国烟民众多，戒烟难度很大。

2018 年全国调查显示，15 岁以上人群中，男性吸烟率超过五成，女性吸烟率为 2.1%，约有 3.08 亿吸烟人群。而不吸烟者遭受二手烟暴露比例为 68.1%[3]。

2017 年，我国因烟草使用导致的死亡人数为 260 万，约占全球因烟草使用导致死亡总人数的 1/3[4]。

虽然，形势很严峻，但是，戒烟势在必行，这不仅有益于自己的健康，还能减少对他人的伤害。

您可能会说，吸烟的危害已经是老生常谈，而戒烟能预防心血管疾病的好处"看不见、摸不着"，戒烟的好处是否能"看得见、摸得着"呢？

当然能！我们就来说一些更接地气的戒烟好处吧：

如果您戒了烟，咳嗽就少了；

如果您戒了烟，口气更清新了；

如果您戒了烟，皮肤更好了；

如果您戒了烟，人就更自信了；

如果您戒了烟，工作更有效率了；

如果您戒了烟，最重要的，还能省下不少钱！

 健哥小结

- 心肌梗死患者中，复发的比例很高，心肌梗死的二级预防值得重视，其中戒烟是心肌梗死二级预防的重要措施。
- 戒烟不仅能预防心肌梗死，对个人、对家庭、对社会都有益处。
- 如果下次有人问您："哥们，来抽根烟吧。"希望您的回答是："谢谢！我已经戒烟了。"

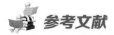

［1］梁峰，胡大一，方全，等．基于指南的 ST 段抬高型心肌梗死后长期二级预防治疗与风险因素控制最新进展．中国全科医学，2019，22（8）：888-901.

［2］Collet JP，Zeitouni M，Procopi N，et al. Long-term evolution of premature coronary artery disease. J Am Coll Cardiol，2019，74（15）：1868-1878.

［3］中华人民共和国国家卫生健康委员会．中国吸烟危害健康报告（2020）.2021.北京：人民卫生出版社．

［4］中国心血管健康与疾病报告编写组．中国心血管健康与疾病报告 2021 概要．中国循环杂志，2022，37（6）：553-578.

我的心里从此以后多了一个"你"
——如何与病共存

作为心内科医生，我见过很多经历过心肌梗死患者，但是，如果从患者的角度来看，可能是他这辈子第一次经历心肌梗死，第一次由呼啸的救护车运送到医院，第一次躺在冰冷的手术台上，第一次让医生往自己的心脏血管里放入支架……这些第一次，可能会让他更加珍惜生命，也可能会让他更加担心身体，但是，更重要的是，在今后的生活中如何与病共存。

下面是一位患者的故事，希望您能耐心地看完[1]。

汗水顺着老张蜡黄的脸滑落，他紧张地看了看带在手上的脉搏监测器，今晚康复中心的人很多，大家都在愉快而忙碌地进行康复训练，老张看起来很孤独，他慢慢地走到健身房的角落，小心翼翼地把膝盖抬起来，这是医生吩咐的最低运动量。

"还是觉得有点上气不接下气"，老张想。

虽然老张今年才54岁，但这场突如其来的心脏病让他仿佛老了20岁，他的每个动作都很谨慎，就像在冰上行走一样。然后，他又看一眼自己的心率。这次，他被惊呆了！身上的不适终于有了解释！老张睁大眼睛又看了一遍，130次/分！他惊慌地喊叫，并且冲向出口，带着满脸的恐惧。中途有位康复师试图伸手拦住他，可是没拦住。

出口处的一位护士挡住了门口，老张紧紧地抓住胸口，"看这个！"他指着监测器气喘吁吁地说。护士平静地看了看他的手腕，然后，抬头看着老张惊恐的眼睛，"没事，您的心率很好！"但是，老张并没有被说服，他的呼吸变得又快又浅。护士看出他的焦虑，把他带进了诊室。

老张紧张地坐在椅子上，抓着椅子扶手的手指都发白了，他的焦虑显而易见。护士平静地走过来，在他的身旁坐下来，心平气和地跟老张说："老张，您的心率很好，您也很好，放松点。"护士用手紧紧地握着老张的手，老张的注意力终于被拉回到当下，看着护士安慰的眼神。护士微笑着，轻轻地说："请告诉我发生了什么事？"老张不安地挪动了一下，叹了口气，说："心脏病发作后，就有人叫你做运动，这不是疯了吗？我怎么可能做得到？"护士点了点头，鼓励老张继续说："我从没想到这种事会发生在我身上，我无法接受！"。

发生心肌梗死前，老张是个年轻、成功的商人，过着积极向上的生活。护士点头表示理解，她没有打断老张，让他继续说："我从来没有这样过，我不是……一个焦虑的人，我一直是很健康的！我很注意饮食，我也有锻炼。但这次疾病让我对自己的身体很失望，我的身体很脆弱，当我看到我的心率，感觉到身体各处的不舒服，这感觉太可怕了！"

几个星期后，老张如约出现在医院的康复中心，正在使劲地骑着自行车，汗珠在灯光下闪闪发光。康复师走过来说："老张，您有了很大的进步！"老张气喘吁吁地说："是啊，我现在感觉很好！我是说我身体很好，但是精神上我还是很挣扎。"说着，老张放慢了速度，从车上下来。他指着自己的额头说："虽然，焦虑让我专注于自己的心率和身体的感受，但我学会了控制它。我试着忽略我的心率，而不是担心，因为我越担心，心率会更糟糕。慢慢地，我的自信心也增强了，我告诉自己，别去想它，没事的！"。康复师注意到，老张笑了，再也不是第一次来到康复中心那个疲惫、脸色蜡黄、行动迟缓的老张。

　　又过了几个星期，老张静静地坐在康复中心的办公室里，自豪地读着他的证书："祝贺您完成了心脏康复训练。"护士刚刚给老张做了最后一次检查，确认了他的康复。老张笑着说："非常感谢康复中心，还有这里的其他病友，一群有共同经历的人在一起真的很棒，我们可以一起开玩笑，一起谈论正在服用的药物以及它们有多可怕。"

　　"虽然我并没有完全好，我服用的药物依然会带来一些胃肠道的不适反应。"护士点点头，老张继续说，"这提醒我，世上没有完美的事，我也不完美，虽然以前我一直以为我是完美的。但是，我也不希望每天都有人提醒我还没有痊愈。"护士问："那您是怎么处理的呢？"老张耸耸肩，说："已经好多了，这是对死亡的恐惧，但我现在把这个恐惧想象成一个物件儿，我给它起一个名字，涂一种颜色，设计一个形状，然后，把它放进一个盒子里收藏起来。"

　　"我已经学会了如何控制它。我知道恐惧的存在是有原因的，它让我寻求治疗。但现在，我的焦虑不能再挽救我了，反而阻挡了我的健康。不过，我正学着接受现实，而且我相信未来会越来越好！"老张充满激情地说着，并大声笑了起来。

 健哥小结

● 老张的故事就讲到这里，相信这个真实的病例会引发大家的很多思考。疾病康复，与病共存，是医生和患者共同努力的结果，中国的康复医学起步比较晚，正在逐步健全和完善，因此，得病后患者的自我调整和适应就变得尤为重要了。如果您有这方面的疑问，也可以和健哥聊聊。

 参考文献

[1] Meredith SJ，Wagstaff CR D，Dicks M. Getting to the heart of the matter：an ethnography of emotions and emotion regulation in cardiac rehabilitation. Qualitative Research in Sport，Exercise and Health，2019，11（3）：364-381.

一次心脏病发作之后……

"心脏病正在发作，我竟然还想着如何完成工作！"这是和李先生聊发病经过时给我印象最深刻的一句话。

李先生，46岁，是两个孩子的父亲，一个海归博士，在一家银行任职高管。

上个周日，李先生像往常的周日一样8点起来，妻子已经出门送两个孩子去上兴趣班，吃完早饭，李先生一如往常地坐在电脑桌前工作，准备一会儿10点钟电话会议的资料。

突然，李先生感觉胸口剧烈疼痛，像是心脏被人用手捏住不断挤压，并且浑身发冷，冒汗、恶心、呼吸不畅，然后，后背和左肩也开始疼痛。

李先生表示，当时他的脑海闪过很多画面。第一个想法是，10点钟的电话会议显然是不能参加了，而且明天约了客户见面也不能赴约，项目该如何进行呢？随后他也开始嘲笑自己，此刻家里只有他一人，能不能活下去都还是个问题。最后，他希望自己能支撑到妻子回来。

后来，李先生的妻子拨打了"120"，把昏迷的李先生送到医院，检查确诊李先生发生急性心肌梗死，在家属配合下，李先生的手术非常顺利，现在正在康复中。

这段"死里逃生"的经历，让李先生感受到人生实在太短暂，也让他反思了自己的生活。他惊讶于自己在濒死关头首先想到的竟然是工作，考虑良久，他决定做出改变，今后不能为了工作而生活，要为了生活而工作。

李先生还为自己定下了几个目标：首先是调整工作方式，虽然新冠肺炎疫情和移动办公使他几乎没有上班和下班的界限，但他决定，要平衡好工作和生活的优先次序，把更多的时间留给家人。其次，他决定戒烟，这次住院让他了解到，烟草也许能缓解一时的压力，但是却会带来持久的健康损害。最后，他还决定要通过饮食和运动减重20斤。

健哥小结

　　讲述完李先生的故事，我还想说一下我的感受。

　　人生确实如白驹过隙般短暂，因此，我们不仅应该努力把这个时间延长，还应该把更多的时间花在那些真正有意义的事情上。

　　李先生的遭遇可能会引起很多"过来人"的共鸣，在可怕的心脏病发作之后，才意识到，原来健康不是理所当然的，人生剩余的时间，也并不像看起来的那么多。

　　但我希望，这个故事能够影响更多还不是"过来人"的你，虽然你现在看起来是健康的，但没有人会永远健康，特别是那些既吸烟喝酒，又不忌饮食，同时也不怎么锻炼，经常熬夜，工作压力还很大的人。虽然，采取什么样的生活方式是你的自由，但是，只有采取健康的生活方式，才能把健康真正地把握在自己手里，才能有更多时间去追求你认为更有意义的事情。

第三节　既病重防

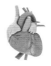

心脏病患者运动安全吗？

患上心脏病，还能安全地运动吗？心脏病患者应该多运动还是应该多静养呢？这个问题让很多心脏病患者都很苦恼。

一静不如一动

心脏病患者们对运动的顾虑是可以理解的，运动时需要心脏更加卖力地工作，而且媒体上也不时有关于运动时发生猝死的报道，不过，这种顾虑大可不必。

最近，欧洲心脏病学会发布了关于心脏病患者的运动指南（下称"运动指南"）[1]，指南工作组主席桑杰·夏尔马教授指出，运动引起心搏骤停或者心脏病发作的概率极低。当然了，运动的强度应该因人而异，如果平时完全不运动，上来就跑马拉松，即使是心脏健康的人恐怕也是不能承受的。

和所有人一样，"生命在于运动"这句话放在心脏病患者身上也成立，定期运动不仅可以预防心脏病，还可以减少心脏病患者过早死亡的风险。运动指南给心脏病患者推荐的运动建议与所有年龄段的健康成年人一样，应该经常运动，每周总共至少进行 150 分钟的中等强度运动或者 75 分钟的高强度运动。在中等强度运动下，心率和呼吸频率有所增加，但还能进行正常交谈，而高强度运动时则不能正常交谈。

心脏病，怎么动？

但是心脏病患者可以做哪些运动，应该如何运动，还是有讲究的。

运动指南把各种运动归为 4 个类型，包括技巧型、力量型、综合型和耐力型，并且按照这些运动的运动方式大致划分为低、中等、高强度运动，具体分类方法可以参考表 3-1。

表 3-1　运动类型及运动强度[1]

	技巧型	力量型	综合型	耐力型
低强度	高尔夫球（球车）	推铅球（娱乐）	足球（非竞技）	慢跑
	高尔夫球（18 洞步行）	掷铁饼（娱乐）	篮球（非竞技）	长途步行
	乒乓球（双人）	高山滑雪（娱乐）	手球（非竞技）	游泳（娱乐）
	乒乓球（单人）	短跑	排球	竞走
	射击	推铅球（竞技）	网球（双人）	中 / 长跑
	冰壶	掷铁饼（竞技）	冰上曲棍球	各类型舞蹈
	保龄球	高山滑雪（竞技）	曲棍球	骑车（公路）
中等强度	帆船	柔道 / 空手道	橄榄球	中 / 长距离游泳
	帆船运动	举重	剑术	长距离滑冰
	马术	摔跤	网球（单人）	五项全能
高强度		拳击	水球	赛艇
			足球（竞技）	皮划艇
			篮球（竞技）	越野滑雪
			手球（竞技）	越野滑雪射击（冬季两项）
				铁人三项

另外，运动指南还对一些患者给出了具体的运动建议：

（1）对于肥胖者、血压控制良好的高血压患者或者糖尿病患者，建议在每周的运动中加入至少 3 次力量型运动，比如举重。

（2）大多数冠心病患者可以参加竞技性或者娱乐性运动，不过，如果您很少运动，或者患有多年的冠心病，在进行运动前应该咨询医生，医生会根据您的心血管疾病风险来建议运动强度。

（3）心房颤动（房颤）患者也可以定期进行适度运动，需要注意的是，如果正在服用抗凝药的房颤患者，应避免选择有身体接触的运动，以免由于碰撞引发出血。

（4）安装了起搏器的患者也可以根据心功能等情况适度运动，同样需要避免有身体接触的运动。

（5）患有心力衰竭、心脏瓣膜疾病、主动脉病变、心肌病或者心肌炎的患者，在运动前应该咨询医生，评估心功能之后才能确定运动类型和强度。

当然，如果运动时出现心悸、胸部不适，或者不寻常的呼吸急促，应该减少运动量或停止运动，并到医院就诊；如果胸痛持续超过 15 分钟，可能是发生了急性心肌梗死，应该马上拨打"120"寻求急救。

 健哥小结

- 运动引起心搏骤停或者心脏病发作的概率极低，大多数心脏病患者应该定期适量运动。
- 建议病情稳定的心脏病患者每周至少进行 150 分钟的中等强度有氧运动。
- 如果您拿不准自己的病情，可以在医生的评估和指导下选择运动。

● 除非心功能较差，对于大多数心脏病患者来说，一静不如一动，即使少量运动，也有益于心脏健康。

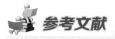 **参考文献**

［1］Pelliccia A，Sharma S，Gati S，et al. 2020 ESC Guidelines on sports cardiology and exercise in patients with cardiovascular disease［published online ahead of print，2020 Aug 29］. Eur Heart J，2020，ehaa605. doi：10.1093/eurheartj/ehaa605.

动则有益，多动更好——国人运动，有指南可依

日前，由国家卫生健康委疾控局指导，中国疾病预防控制中心、国家体育总局体育科学研究所牵头组织编制的《中国人群身体活动指南（2021）》正式发布，这是我国首部面向全人群的身体活动指南，国人进行身体活动从此有指南可依。

身体活动＞运动

这是一部指导身体活动的指南，首先您需要了解的是，身体活动是什么？不要把身体活动和运动锻炼混为一谈。身体活动，对应的英文是 physical activity，指身体骨骼肌的收缩引起能量消耗的自主活动，包括任何时间进行的各种类型、各种强度、各种范畴的活动[1]。

因此，身体活动的范畴比运动更大，一般可以分为四类，一是职业性活动，比如车间工人的工作；二是交通出行，比如通勤或者外出；三是家务劳动，比如打扫卫生；四是休闲活动，比如下班后去健身、跑步等。

研究证实，身体活动对每个人都有益，不论您是哪个种族，不管年龄大小、高矮胖瘦、运动能力如何，都能从身体活动中获益。规律的身体活动，可以改善大脑健康，有助于体重管理，增强骨骼和肌肉功能，预防心血管疾病、糖尿病等疾病，提高日常活动能力，预防跌倒等[2]。

越动越健康

但是，我国调查发现，成人经常锻炼的比例仅为 18.7%，而久坐不动的不良生活方式却很常见，超过一半成人超重或肥胖，身体活动十分缺乏[3]。为提高大众对身体活动的意识和能力，并给予科学指导，国家卫生健康委出台了《中国人群身体活动指南（2021）》。

指南提出，中国人群身体活动应遵循十六字总则：动则有益、多动更好、适度量力、贵在坚持。

下面具体来了解一下这十六字总则：

动则有益，是指那些缺乏身体活动的人群，应该改变久坐行为，不需要拘泥于运动持续时间，只要动起来，就能促进健康。

多动更好，对于已经有一定活动水平的人群，增加活动的频率和强度，健康获益则更大。

适度量力，是指每个人的身体活动需要根据自己当下的身体状况来决定，比如平时非常缺乏活动的人不能马上进行长时间高强度的锻炼，应该在保证运动安全的基础上循序渐进，量力而行，适可而止。

贵在坚持，人体肌肉和骨骼都遵循用进废退的原则，因此要坚持锻炼，不能三天打鱼两天晒网，而且规律的运动可以有效减少运动损伤；再者，活动的益处不是一朝一夕就能看出来的，长期坚持锻炼才能获得持续的健康效益。

总的来说，对于所有人，活动都有益于健康，建议尽量减少久坐行为，进行身体活动并达到指南推荐量（见表 3-2），运动前需要充分热身，确保运动安全。

表 3-2　身体活动指引[1]

人群	推荐活动量	注意事项
2 岁及以下儿童	每天与看护人进行各种形式的互动式玩耍； 能独立行走的幼儿，每天进行至少 180 分钟身体活动	受限时间（被抱着、被束缚着）每次不超过 1 小时； 不建议看各种屏幕
3～5 岁儿童	每天进行至少 180 分钟身体活动，其中包括 60 分钟活力玩耍，鼓励多进行户外活动	每次静态行为不超过 1 个小时； 每天视屏时间累计不超过 1 小时
6～17 岁儿童青少年	每天进行至少 60 分钟中等强度到高强度的身体活动，鼓励以户外活动为主； 每周至少进行 3 天肌肉力量练习和强健骨骼练习	减少静态行为，每次静态行为持续不超过 1 个小时，每天视屏时间累计少于 2 小时
18～64 岁成年人	每周进行 150～300 分钟中等强度或 75～150 分钟高强度有氧活动，或者等量的中等强度和高强度有氧活动组合； 每周至少进行 2 天肌肉力量练习； 保持日常身体活动，并增加活动量	减少静态行为
65 岁及以上老年人	成年人的活动量推荐同样适用于老年人； 要坚持平衡能力、灵活性和柔韧性练习； 如果身体不允许，应尽可能地增加各种力所能及的身体活动	
慢性病患者	慢性病患者进行身体活动前应咨询医生，并在专业人员指导下开始进行； 如身体允许，可参照同龄人的身体活动推荐； 如身体不允许，鼓励根据自身情况进行规律的身体活动。不强调强度，但强调规律	

健哥小结

- 身体活动，简单来说，是指所有需要消耗能量的自主活动，比如家务劳动、通勤出行等。
- 所有身体活动都对健康有益，所有人都能从身体活动中获益。
- 只要活动，就比不活动强，建议您减少久坐，坚持动起来。

参考文献

［1］陈君石，赵文华，段琳.专家解读《中国人群身体活动指南（2021）》. 2021-12-29. http://www.nhc.gov.cn/wjw/ftsp/202112/293 db92c1a4d4b658adea4fe09adaf7d.shtml.

［2］Centers for Disease Control and Prevention. Benefits of Physical Activity. 2021-11-1. https://www.cdc.gov/physicalactivity/basics/ pa-health/index.htm.

［3］国家卫健委，中国疾病预防控制中心，国家癌症中心，国家心血管病中心.中国居民营养与慢性病状况报告（2020年）.营养学报，2020，42（6）：521.

得了心脏病，还能泡温泉吗？

到了寒冷的冬天，如果能去泡泡温泉，在袅袅热气的蒸腾下放松身心，在温暖的热流中卸下疲惫，真是最惬意的享受。

不知道您有没有注意，在温泉浴池旁边常常有一个警告，写着高血压、心脏病患者禁止泡温泉，或者建议这些患者在泡温泉前咨询医生。那么，心脏病患者是否真的不能享受泡温泉的乐趣呢？

其实，心脏病患者在病情稳定时，是可以适当泡温泉的。

泡温泉真的有危害吗？

温泉池边的警告，是因为担心高血压、心脏病患者在泡温泉时出现危险，比如血压过低，增加心脏的负担，诱发心脏病发作；又或者血压过高，诱发脑卒中等。

那么，这些危险真的会发生吗？

加拿大研究人员曾经对比观察，血压平稳的高血压患者和正常人，在40℃的温泉中浸泡10分钟，对症状、心率和血压的影响，结果发现，没有患者出现头痛、头晕、胸部不适等症状，泡温泉后，他们的血压轻微下降，但还处于正常范围，而且在离开温泉10分钟后就恢复[1]。因此，血压平稳的高血压患者温泉浴10分钟应该没有危害。

另一项日本的研究针对慢性心力衰竭患者，他们的心功能为Ⅱ级或Ⅲ级，也就是在一般体力活动时就会出现疲劳、心悸或心绞痛等症状，这些患者每天在40℃的温泉中浸泡10分钟，持续2周。结果发现，泡温泉对他们的心率和血压没有明显影响，却能明显改善他们的临床症状，以及血液中的炎症指标[2]。因此，对于病情平稳的心脏病患者，适当泡温泉不仅没有危害，甚至有益于健康。

泡温泉要注意什么？

您是否注意到，上面的两个研究都是在一定的条件下进行的，因此，心脏病患者想去泡温泉，也需要注意以下几点：

第一，血压数值要稳定，血压不能过高或者过低，收缩压高于160 mmHg或者低于100 mmHg时不宜泡温泉；当医生告知您不适合进行中等或以上强度运动时，也不宜泡温泉。

第二，温度时长有节制，水温不宜过高，38～40℃之间的水温比较适合；每次浸泡不要超过10分钟；不要让水面高于胸部，以免加重心脏负担。

第三，泡温泉前后要注意，泡温泉之前不能空腹，也不要过饱，饭后1小时再泡温泉；避免酒后泡温泉；泡温泉后不要快速起身，以免脑部供血不足；做好防寒措施，避免忽冷忽热。

第四，出现症状要留心，应随身携带硝酸甘油等急救药品，如果在泡温泉的时候出现胸闷、头晕、心悸等不适，要及时停止，让别人帮助找一个温暖、安静的地方平卧休息，喝一些温水或服用药物，如果15分钟后症状仍不能缓解，应及时呼叫"120"送医院。

第五，泡温泉应结伴，应与家人或朋友一起前往，不要独自一人去泡温泉，可以降低风险。

健哥小结

- 研究显示，病情稳定的心脏病患者可以适当泡温泉。
- 这些患者泡温泉前要评估自己的病情，水温和时间要掌握，如果出现症状应及时停止，必须在同伴陪同下泡温泉。
- 只要大家多了解科普知识，做好预防措施，就可以在寒冷的冬季享受温泉。

参考文献

[1] Shin TW，Wilson M，Wilson TW. Are hot tubs safe for people with treated hypertension？CMAJ，2003，169（12）：1265-1268.

［2］Oyama J，Kudo Y，Maeda T，et al. Hyperthermia by bathing in a hot spring improves cardiovascular functions and reduces the production of inflammatory cytokines in patients with chronic heart failure. Heart Vessels，2013，28（2）：173-178.

如何陪伴家人过好"支架人生"？

目前，冠脉支架置入术已经成为治疗冠心病的主要手段之一。2018年，我国完成了超过90万例的冠脉支架置入术，这些患者背后，是90万个家庭的支持和陪护，在家庭中陪护重病患者，并且照料他们康复的家人，我们称之为"照顾者"，而照顾者如何陪伴家人过好"支架人生"，这是一个非常重要的话题。

从患者出现症状开始，照顾者就要承担起陪伴、决策、护理，甚至抢救等责任，在疾病的不同阶段，照顾者的角色和需求都不一样。

诊断期：全面考虑，做出决策

如若医生建议您的家人置入心脏支架，那么，就需要考虑"是否接受支架手术？放国产支架还是进口支架？去哪家医院做手术？"这时候，就需要一位冷静、理智的家属去了解和沟通情况，并做出最终决策。

如果是突发心肌梗死的患者，冠状动脉完全闭塞，对这些患者来说，迫切需要尽快开通动脉。如果所在医院具备介入治疗的条件，应该马上进行手术，否则，应该考虑由"120"转院或者接受溶栓治疗。

如果是稳定性冠心病患者，检查发现冠状动脉存在狭窄，这时候，需要评估动脉狭窄与心肌缺血的关系，常用的检查方法有无创的平板运动试验，或者在介入治疗术中使用压力导丝等有创手段来判断，当确定存在心肌缺血证据时，进行介入治疗才最有价值。

至于是放国产支架还是进口支架，大家需要注意的是，支架技术源于西方，进口支架完成的研究更早、更全面，但国产支架技术也在快速发展，其质量和疗效均不逊于进口支架，而且在费用上比进口支架更有优势。因此，选择支架要根据患者病情和家庭经济情况综合考虑。

说到费用问题，患者家属除了要了解支架的单价之外，还需要跟医生沟通置入支架的数量，同时，评估术后长期用药的费用，这些支出应该提前做好考量和准备。

到底去哪家医院做手术呢？首先，这家医院应该拥有先进的诊疗技术，硬件设施完备，患者满意度较高，同时，拥有著名的专家和团队；再者，如果这家医院拥有冠脉介入培训资质，或者已经开展冠脉介入治疗多年，这家医院就是您的首选。

围术期：术前疏导，术后护理

患者手术前后时期，称为围术期，在这一时期，照顾者则转换为陪护的角色。

手术前，除了陪同患者做术前检查、熟悉术后护理方式之外，重要的是疏导患者对手术的焦虑，家人的陪伴和安慰对于患者是最大支持。

另外，患者和家属对医生的信任和配合，也是影响治疗成功与否的关键因素。

手术后，需要提醒患者制动患肢，帮助患者变换体位，从药物治疗、饮水、膳食、心理、运动等多个方面进行护理。

需要注意的是，介入治疗只是开通了血管，并不能治愈冠心病，支架置入术后患者仍然需要接受治疗预防再次发病，包括介入治疗术后的抗血小板药物治疗，控制血压、血糖、血脂的治疗，坚持良好的生活方式等。

康复期：支持患者回归社会

患者出院后，更多问题将纷至沓来，照顾者需要了解术后的治疗方案、复诊计划、康复方式和日常护理要求等。

术后治疗方面，需要注意支架置入术后双联抗血小板药物至少需要服用 12 个月，提醒患者规律服药，并监测患者的病情，比如血压、血糖的监测；留意是否出现出血等不良反应，如皮肤黏膜出血、鼻出血、黑便等。

复诊计划方面，一般在术后 1 个月、3 个月、6 个月、9 个月和 1 年，这几个时间点定期到医院复查，如果有特殊情况，应该立即到医院复诊。

康复方式方面，患者的运动康复和心理康复都应该重视。运动应该循序渐进，规律的有氧运动可以促进心功能的恢复。大部分冠脉支架置入术后患者可以回归社会，需要帮助患者建立自信，支持他们重新投入正常的生活和工作。

日常护理方面，患者需要均衡饮食、控制体重、戒烟限酒，切忌卧床过多或久坐。照顾者还应该了解急救处理和疾病预防知识，以防患者出现紧急情况。

这个时期，照顾者和患者需要达成共识，共同为康复这个目标而努力。需要注意的是，在患者的康复初期，照顾者的压力最大，患者治疗、康复和护理的重担都落在他 / 她的身上，因此，照顾者除了掌握陪护技能之外，也需要调整好自己的心态，照顾好自己的身体。

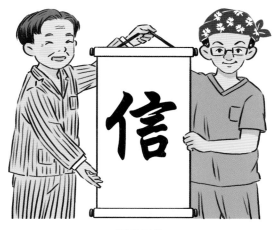

医患互信

 健哥小结

● 从患者生病开始，家庭就是患者身心最主要的支持，而照顾者更是起到沟通、决策、支持等关键作用。

● 在患者经历诊断、手术和术后康复三个阶段中，照顾者也需要改变相应的角色，与医生积极沟通，正面影响患者，相互支持，帮助患者以回归社会作为最终的共同目标。

她如何成为自己的心脏英雄？

57岁的梅丽莎女士由于之前发生了心肌梗死，医生在她的冠状动脉里面安装了两枚支架。术后由于急性心包炎，她仍然会出现偶尔的胸痛症状，在心脏康复中心的跑步机上，她用尽全力，却跑出了乌龟都会嘲笑的缓慢速度。

梅丽莎在发病之前热爱可乐等一切咖啡因饮料，爱吃炸鸡，时不时还会喝点小酒。她意识到，这样的生活不能再继续了！如果再不改变，无异于对心肌梗死说："欢迎再次光临。"

从那以后，梅丽莎就开始关注如何预防第二次心肌梗死。为了以后的健康生活，她痛苦地告别了咖啡因和酒精，而且，她尽了最大努力去做到美国心脏协会建议的预防再次心肌梗死的五项措施，目前，她看起来非常健康，我们来看看她是如何做到的。

第一点，坚持服药：梅丽莎有一个分装 7 天药物的小药盒，在每个周日晚上，她都会把药物装好，这样，她只要每天记得服用药物就可以了。虽然由于服用抗血小板药物，皮肤经常出现淤血，但这些药物保证了支架的畅通，副作用可以忍受，还是应该坚持服药。坚持服药是预防疾病复发的第一要务。

第二点，管理危险因素：梅丽莎知道管理可控的危险因素是有益于健康的，她服用他汀类药物来降低风险，调整饮食结构，比如，多吃白肉、蔬菜和水果，少加或不加盐，每天散步，戒烟等。

她也知道像家族遗传和年龄等危险因素是无法改变的，她常常用马克·吐温的名言来激励自己："我一生中有很多忧虑，其中，大多数从未发生。"

第三点，获得帮助：每一位心肌梗死患者都会经历一个心理重建期，梅丽莎也不例外。但她得到了家人和朋友的帮助，他们一起来讨论这个疾病，避免她独自胡思乱想，而且，梅丽莎真切地感受到他们的爱，使她更加珍惜生命。

第四和第五点，按时复诊和进行康复：这两点放在一起，是因为它们是相辅相成的，按时复诊，既可以让医生评估目前的康复进展，同时医生也会指导之后的康复计划。梅丽莎在康复的过程中，不仅恢复了体力和耐力，还让她对自己的心脏健康充满了信心和安全感。

 健哥小结

- 本篇介绍了一位患者，虽然她经历了可怕的心肌梗死，但是她从未放弃自己；虽然她跨过了第一次心肌梗死，但她从未觉得这是理所当然的；虽然康复和预防不太容易，但她也尽力坚持着。因为她明白，预防是避免再次发作心肌梗死的关键！

- 她说：尽力控制你能控制的，其余的，只需要保持微笑和呼吸。(Control what you can control, smile and just breathe.)[1]

参考文献

[1] Murphy M. Enjoying every second of my life. while preventing a second heart attack!!2016-9-7. https://supportnetwork.heart.org/blog-news/melissa-murphy-enjoying-every-second-of-my-life-while-preventing-a-second-heart-attack/.

成为心脏英雄，你也可以！

那年，布雷迪 25 岁，她的丈夫出类拔萃，刚刚出生的孩子也健康可爱，生活看起来几乎是完美的。

可是，完美就是用来被打破的。

那天，布雷迪正在厨房准备黄桃派，而宝宝在旁边睡着了。在打开一罐黄桃罐头时，布雷迪开始冒冷汗、呼吸困难，很快，疼痛从她的胸部和背部放射出来，让她几乎感觉不到她的左臂。在她感觉快要失去知觉之前，还是设法先把宝宝送回了床上，并且，拨打了急救电话求助。

心电图显示，布雷迪的心脏发生了心肌梗死，这可能是前几天她分娩的时候发生的。而当医生给布雷迪置入了4枚心脏支架之后，她却开始出现了恶性心律失常，无奈之下，医生建议她置入心脏起搏器。

放置起搏器之后，布雷迪接受了心脏康复，但是她仍然经常出现疲乏、呼吸急促、胸痛等症状。进一步检查发现，她的心脏的血液供应非常糟糕，而且已经出现了严重的心力衰竭，医生建议她接受心脏移植。

心脏移植手术需要等待排期，但是布雷迪并没有坐等手术，而是为自己今后的生活勇敢地迈出了另一步。

如果说，布雷迪25岁之前的人生就像一艘靠惯性行驶的巨轮，心脏病发作虽然减缓了巨轮的航行速度，但仍然在平缓前行，那么，她迈出的这一步，却是让巨轮来了个右满舵，急转弯90°，向着全新的未来前进。

在患病期间，布雷迪感受到护士们精心的照顾和护理，使她由衷地敬佩护士这个职业。她想，既然自己得到了帮助，为何不把自己的经历转化为经验去帮助别人呢？于是，布雷迪萌生出从事护理工作的想法，并且，把这个想法付诸了行动，她到护校进行学习，并且顺利地毕了业。

现在，布雷迪是一名急诊护士，虽然她需要长期服用药物来治疗心力衰竭带来的呼吸困难，同时，也在等待心脏移植手术，但这一点儿也不影响她对护理工作的热爱。每当患者出院，她都会用自己的经验提醒他们：如果突然感觉世界末日即将来临，或者感觉身体非常不对劲的时候，要记得立刻寻求帮助，因为这些常常是心脏病发作时出现的主观感觉[1]。

 健哥小结

- 本篇讲述了布雷迪的故事。当她突发心脏病，作为母亲，先保证了孩子的安危，然后冷静求助；当她面对心脏出现的各种困境时，没有绝望，而是选择接受，并且乐观面对；在等待心脏移植手术的时候，她没有停下脚步，而是以小爱传递大爱，帮助更多心脏病患者。
- 助人者，人恒助之。成为心脏英雄，你也可以！

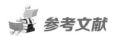 **参考文献**

[1] Hillyard D. Survivor Story Dane Hillyard. 2019-9-6. https://www.heart.org/en/affiliates/brandy-wilsons-survivor-story.

做一个心脏英雄，永远不算晚！

前两篇介绍了两位真实的患者如何成为自己和他人的心脏英雄，有些人可能会疑惑，我才20岁，需要做心脏英雄吗？有些人也会说，我已经60岁了，还有必要做心脏英雄吗？

当然有必要！

无论您在哪个年龄段，您的心脏都需要你的照顾！而现在，就是您开始做一个心脏英雄的最佳时间！

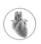

适合所有年龄段的建议

无论您是年轻还是年老，您的心脏都会从健康饮食和规律运动中获益。

为自己和家人做一个健康饮食计划，这些食物可以让您远离心脏病和脑卒中，比如富含纤维的全谷物、水果和蔬菜，每周两次鱼类（最好是深海多脂鱼类），适当食用坚果。尽量选择低脂乳制品和家禽肉类（最好去皮）。远离对心脏不友好的食物，如盐、加糖饮料、加工肉类等。

规律运动益处很多，运动的类型和强度需要个体化，有的人喜欢散步，有的人喜欢游泳，运动强度不同，时间上也要视体力而定。一般建议每周至少进行 150 分钟的中等强度有氧运动。同时，也建议每周至少进行 2 天阻抗运动来强化肌肉。

另外，识别突发心脏病的信号是每个人都应该具备的能力，出现严重的胸痛、大汗、恶心、呼吸困难时都应该考虑心脏病的可能性并且及时求助。

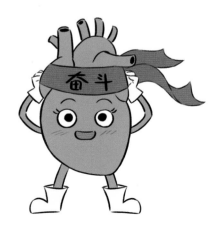

给"20＋"至"60＋"的建议

说完了老少皆宜的建议，下面就该有针对性了。不同的年龄段，对心脏的保护措施也应该有不同的侧重点。

如果您在充满活力的"20＋"

建议您定期体检：在健康的时候了解自己的指标，那么生病的时候就更容易对比出来。

养成规律运动的习惯：如果从小就开始运动，那么保持运动就容易多了。

不要吸烟，避免二手烟：烟草如同毒品，一手烟和二手烟都会增加罹患心脏病的风险。

如果您是家庭中流砥柱的"30＋"或者"40＋"

在平衡家庭和事业的同时兼顾心脏健康，并且给孩子建立有益于心脏健康的饮食和运动习惯，比如和孩子一起做饭、一起散步、骑车或者打球等。

了解您的家族史和其他危险因素，了解您的兄弟姐妹、父母和亲戚是否有心脏方面的疾患，通常来说，血缘越近的家属有心脏病，那么您患病的风险就会越高。如果您有其他的危险因素，如肥胖、高血压、糖尿病等，应该通过生活方式和药物治疗来控制相应指标到正常水平。

如果您的伴侣打鼾，别只是抱怨，让他去医院检查是否患有睡眠呼吸暂停综合征，这是导致高血压和冠心病的常见原因。

学会管理压力，长期压力会损害心脏健康，尝试深呼吸、冥想或者瑜伽锻炼，每天给自己一些放空的时间。

如果您已步入"50＋"或者"60＋"

了解心脏健康情况和应对措施：心脏的衰老不像头上的白发那样清晰可见，应该了解自己的各项指标和身体状况，如果身体出现不适，应该了解可能是什么情况，是否紧急，是去门诊还是急诊，又或者是否需要"120"急救。

积极进行治疗和预防：如果患有高血压、糖尿病、高脂血症等慢性疾病，应该规律服药治疗，预防并发症的发生。

饮食调控：随着年龄增长，新陈代谢减慢，身体所需要的能量也会减少，因此在饮食上需要调整，比如尽量避免高油、高脂、高热量的食物。

- 心脏健康，我们每个人都期望能够得到，但是，心脏健康需要我们的保护和维持。
- 无论您的岁数是多少，您，都是自己健康的第一责任人！
- 守护心脏健康，成为自己的心脏英雄，您也是一份子！

心血管疾病患者的健康清单

在本书的最后，我们为心血管疾病患者盘点一下健康清单。

如果您的血压、血糖和血脂这三项控制不好，那么您的心脏病恐怕也很难控制良好。即使您这三项指标都在正常范围，也应该定期检测，了解自身的情况。具体来说，可以对照以下几点：

您的血压

（1）你用电子血压计定期测量血压吗？　　　　□是　□否

心血管疾病患者家里应该备有电子血压计，无论您是否患有高血压，都需要定期监测血压（表 3-3）。

表 3-3　不同人群监测血压频率及监测方法

人群	监测血压频率	监测方法
血压未达标或者不稳定的高血压患者	就诊前连续监测 7 天	监测日早晚各测一次。早上在起床排尿后且未服药前进行测量；晚上，在临睡前进行测量；把这些数值记录好交给医生
血压已经达标而且比较平稳的高血压患者	每周测量 1 天	
非高血压患者	每年测量 1 ～ 2 次	

（2）如果您患有高血压，血压是否达标？　　□是　□否

对于冠心病患者，应该把血压控制在 140/90 mmHg 以下，如果可以耐受，可以降低至 130/80 mmHg 以下，但要注意舒张压不要过低。

如果年纪较大，65 ～ 79 岁的老年患者，血压可以先降至 150/90 mmHg 以下，如果能够耐受，可降至＜ 140/90 mmHg；若是年龄更大，80 岁及以上的老人，血压可控制在 150/90 mmHg 以下。

您的血糖

（3）您的血糖是否不太高，也不太低？　　口是　口否

对于多数糖尿病患者来说空腹血糖控制在 4.4 ～ 7 mmol/L，餐后血糖在 10 mmol/L 及以下，糖化血红蛋白控制在 7% 以下就可以。

（4）您是否通过饮食和运动维持健康体重？　　口是　□否

以体重除以身高的平方得出体重指数，健康体重应控制在 24 kg/m² 以下，如果超重或者肥胖，可以通过饮食和运动在 3～6 个月减轻体重的 5%～10%。如果过于消瘦（体重指数 < 20 kg/m²），应通过合理的营养计划达到并且维持理想体重。

$$BMI = \frac{体重（Kg）}{[身高（M）]^2}$$

体重指数计算方法

（5）如果您是糖尿病患者，是否定期监测血糖？　　□是　□否

糖尿病人群血糖监测频率见表 3-4。

表 3-4　糖尿病人群血糖监测频率

人群类型	监测频率	空腹	午餐后	晚餐前	备注
用口服降糖药的患者	每周 2～4 天	√	√		
用基础胰岛素的患者	每天	√			根据血糖结果调整下一次注射胰岛素的剂量
用预混胰岛素的患者	每天	√		√	

您的血脂

（6）您是否每隔 3～6 个月检测一次血脂？　　□是　□否

对于冠心病患者来说，需要定期监测血脂水平，及时发现

血脂异常。

（7）您的低密度脂蛋白胆固醇（**LDL-C**）是否低于 **1.8 mmol/L**？

口是　□否

　　冠心病患者再次发生心血管疾病的风险为极高危，因此应该严格控制血脂水平，低密度脂蛋白胆固醇的目标值是 1.8 mmol/L 以下。

您的治疗

　　除了血压、血糖和血脂三个方面之外，治疗冠心病是阻止病情恶化、维持病情平稳的重要措施，具体包括：

（8）控制"三高"水平、缓解冠心病症状、抗血小板药物以及他汀类降脂药等药物治疗，是否根据医嘱定时定量服用？

口是　□否

（9）您是否定期到医院复查？　　　　　　　口是　口否

　　冠心病患者应该每 3 ～ 6 个月到医院进行复查，及时了解病情，发现是否进展。

（10）您是否了解什么情况应该及时到医院或者寻求"120"急救？

口是　□否

冠心病患者要学会观察自己的病情变化，比如心率、血压是否异常，是否出现胸痛、胸部不适、头晕等症状，若出现症状，应该尽早到医院就诊，如果出现持续胸痛、大汗淋漓、呼吸困难等表现，建议马上拨打"120"寻求急救帮助。

　　希望您的答卷都是满分答卷！

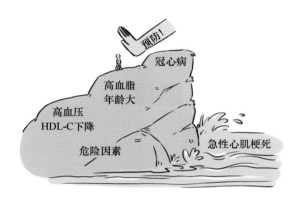